WAS KÖNNEN DIE WISSENSCHAFTEN IN DER CORONA-PANDEMIE LEISTEN?

SYMPOSIUM UND PODIUMSDISKUSSION
IN KOOPERATION MIT DER GESELLSCHAFT DER ÄRZTE IN WIEN,
HYBRIDE VERANSTALTUNG AM 28. JUNI 2021

ÖAW

INHALT

VORWORTE

ANTON ZEILINGER

Die COVID-19-Pandemie hat unser Leben der letzten Jahre in ungeahnter Weise beherrscht und beeinträchtigt. Sie hat uns alle, unsere Gesellschaft als Ganze und alle ihre Subsysteme – Politik, Wirtschaft, Bildungswesen usw. – vor enorme Herausforderungen gestellt.

In besonderer Weise gilt dies für die Wissenschaft. Es ist nicht übertrieben zu sagen, dass auf ihr in dieser Krisensituation die ganze Hoffnung der Öffentlichkeit ruhte – und ruht –, das Virus und seine Auswirkungen möglichst rasch und möglichst gut in den Griff zu bekommen: durch die Erforschung der virologischen und epidemischen Abläufe, durch die Entwicklung von Impfstoffen, von Medikamenten. Die medizinische Forschung ist wie nie zuvor ins Zentrum des Geschehens gerückt.

Doch die Wissenschaft insgesamt steht heute im Fokus der öffentlichen Aufmerksamkeit. Sie führt in der Corona-Krise „ihren eigenen Lernprozess sozusagen live und in Echtzeit vor", wie das der Soziologe Alexander Bogner formuliert hat. Er spricht von der Corona-Krise als einer „Sternstunde der Wissenschaft" – eine Formulierung nicht ohne versteckten Doppelsinn, kommt doch der Begriff der Sternstunde aus der Astrologie und damit aus einem vorwissenschaftlichen Weltbild. Die Konfliktlinien entlang von Falschinformationen, Fehlinterpretationen, Wissenschaftszweifel, die sich in den letzten zwei Jahren auch gezeigt haben, sind damit angedeutet.

Die Österreichische Akademie der Wissenschaften sieht sich an der Schnittstelle zwischen Wissenschaft, Politik und Öffentlichkeit in einer besonderen Verantwortung, die Rolle der Wissenschaft in dieser Situation gründlich zu reflektieren. Sie hat 2018 die Tradition der wissenschaftlichen Preisfrage erfolgreich wiederbelebt, die ursprünglich auf das 17. Jahrhundert zurückgeht. Nach Ausbruch der COVID-19-Pandemie galt im Juni 2020 die Ausschreibung einer neuen Preisfrage dem Thema: „Was kann die Wissenschaft bei Pandemien leisten?" Zu dieser Frage erreichten die Akademie nicht weniger als 120 Einreichungen. Die besten drei Beiträge wurden prämiert und in unserer Broschürenreihe „Forschung und Gesellschaft" veröffentlicht. Der erste Preis ging an den Soziologen Alexander Bogner, Mitarbeiter des Instituts für Technikfolgen-Abschätzung der ÖAW, aus dessen Essay oben zitiert wurde. (Die Preiskommission agierte selbstverständlich völlig unabhängig von der Akademie.)

Es schien naheliegend, das wichtige Thema über die Preisfrage hinaus auch im Rahmen eines internationalen Symposiums mit namhaften Expert/inn/en zu erörtern. Ich freue mich ganz besonders, dass wir die Gesellschaft der Ärzte in Wien, mit der die Akademie in historischer Verbindung steht, für eine gemeinsame

Veranstaltung gewinnen konnten. Die Vorträge und Diskussionsbeiträge zur Tagung, die den facettenreichen Themenkomplex aus verschiedenen Blickwinkeln ausloten, sind in dieser Broschüre versammelt.

BEATRIX VOLC-PLATZER

Die Medizin entwickelte sich in der ersten Hälfte des 19. Jahrhunderts langsam, aber unaufhaltsam von einer naturphilosophisch geprägten Humoralmedizin zu einer naturwissenschaftlichen Disziplin. In dieser schwierigen Zeit eines Paradigmenwechsels waren die Ärzte der damaligen Zeit zusätzlich mit dem Auftreten von Infektionskrankheiten und Seuchen konfrontiert, von denen man weder wusste, wie sie entstehen, noch, wie sie erfolgreich bekämpft werden könnten.

Eine dieser Infektionskrankheiten war die Cholera. Ursprünglich in Asien endemisch, näherte sich die Cholera in der sogenannten zweiten pandemischen Welle (heute befinden wir uns in der siebenten) ab den 1820er-Jahren Europa und trat im Sommer 1831 erstmals in Wien auf.

Heute wissen wir, dass die Cholera von dem gramnegativen Bakterium Vibrio cholerae verursacht wird und die Übertragung meist über verschmutztes Trinkwasser oder verunreinigte Nahrungsmittel erfolgt. 1831 wusste man das nicht. Hygienemaßnahmen, die sich bei der Pestplage bewährt hatten, erwiesen sich als unwirksam. Die Bevölkerung reagierte entsprechend panisch auf die neue Krankheit. Wien zählte 1832 – bei einer Einwohner/innenzahl von 290.000 – 1.895 Todesopfer, die Mortalität betrug über 50%.

1854, also erst über zwanzig Jahre später, konnte der britische Pionierarzt John Snow nachweisen, dass der Seuchenausbruch in London – im Stadtteil Soho – mit unsauberem Trinkwasser in Zusammenhang stand. Damals konnte sich die Erkenntnis nur sehr langsam gegen die gängige „Miasmen-Theorie“ (Übertragung von Krankheiten durch schlechte Gerüche) durchsetzen, heute gilt dies als die Geburtsstunde der Epidemiologie als moderner medizinischer Wissenschaftsdisziplin. 1884 wies Robert Koch das Cholera-Bakterium im menschlichen Darm nach und zeigte den Ansteckungsmechanismus auf. 1959 beschrieb schließlich Sambhu Nath De in Kalkutta das von Vibrio cholerae produzierte Entertoxin als Auslöser der typischen wässrigen Durchfälle und vervollständigte damit die Koch'schen Postulate.

Der enorme, steigende Informationsbedarf unter den Ärzten angesichts der ersten Choleraepidemie in Wien war unter anderem Auslöser für die Gründung der Gesellschaft der Ärzte in Wien (1837), die bald eine wichtige Rolle in der öffentlichen Gesundheit und der Gesundheitspolitik der Stadt spielen sollte. Zahlreiche Gutachten und Stellungnahmen, vor allem unter der Federführung des Internisten Josef Skoda, führten schließlich zur Errichtung der 1. Wiener Hochquellenwasserleitung im Rax-Schneeberg-Gebiet, der Versorgung der Bevölkerung mit sauberem Trinkwasser und zur Kontrolle der Krankheit.

Parallelen der Cholera zur COVID-19-Pandemie sind augenfällig – und ebenso die Unterschiede. Die 2019 zum Ausbruch gelangte COVID-19-Pandemie verbreitete sich „dank“ unserer Vernetztheit nicht binnen Jahrzehnten, sondern binnen Wochen über die ganze Welt. Die medizinische Wissenschaft steht dieser Seuche jedoch mit völlig anderen, neuen Mitteln und Möglichkeiten gegenüber und kann rasch reagieren. Sie leistet Unglaubliches und gerät zugleich doch laufend an ihre Grenzen.

Nutzen und Grenzen der Wissenschaft in der COVID-19-Pandemie zu diskutieren war ein gemeinsames Anliegen der Österreichischen Akademie der Wissenschaften und der Gesellschaft der Ärzte in Wien. Sie sind das Thema der nachfolgenden Beiträge.

EINLEITUNG

SYLVIA KNAPP

FÜR DAS PROGRAMMKOMITEE BESTEHEND AUS ALEXANDER BOGNER, SYLVIA KNAPP UND JÖRG SCHMIEDMAYER

Wissenschaft ist vielstimmig und spricht aus unterschiedlichen Blickwinkeln und Disziplinen. In der Corona-Krise waren neben der medizinischen Forschung auch andere Disziplinen gefordert: die Psychologie, Soziologie, Pädagogik, Politikwissenschaft, Rechtswissenschaft usw. Dass Einschätzungen zur Verhältnismäßigkeit von Maßnahmen unter Expert/inn/en Dissens erzeugen können, hat wie kaum etwas die Komplexität dieser Krise vor Augen geführt. Um die Vielstimmigkeit an Zugängen aufzuzeigen, erschien es uns bei der Gestaltung dieses Symposiums entscheidend, Möglichkeiten zur Bewältigung der Corona-Pandemie aus der Sicht unterschiedlicher Wissenschaftsbereiche zu reflektieren. Wir freuen uns, vier hochrangige Vertreter/innen zentraler Disziplinen dafür gewonnen zu haben. Gemäß ihrem spezifischen Hintergrund sollen in Anlehnung an die bereits angesprochene Preisfrage folgende drei Fragen beleuchtet werden:

1. Welche Forschungsleistungen sind für die Bewältigung der Krise wichtig?
2. Was kann die Wissenschaft in der Politikberatung leisten?
3. In welcher Form soll die Wissenschaft den Kontakt mit der Öffentlichkeit suchen?

Die inhaltlichen Auseinandersetzungen dieser Beiträge sollen zudem Impulse für die anschließende gemeinsame Diskussion liefern.

Einleitend möchte ich die Vortragenden kurz vorstellen:
Der erste Vortrag kommt von Florian Krammer. Er studierte Biotechnologie und angewandte Virologie an der Universität für Bodenkultur Wien. Anschließend war er als Postdoc an der Icahn School of Medicine am Mount Sinai Institute in New York bei dem renommierten Virologen Peter Palese tätig. Mittlerweile leitet er an der Icahn School of Medicine eine eigene Gruppe und ist Professor für Vakzinologie. Florian Krammer engagierte sich bereits früh in der Corona-Forschung, sowohl virologisch als auch immunologisch. Als ausgezeichneter Kommunikator hat er es verstanden, auch soziale Medien entsprechend zu nutzen, und erlangte damit auch in einer breiteren Öffentlichkeit große Bekanntheit.
Viola Priesemann, der wir den zweiten Vortrag verdanken, forscht am Max-Planck-Institut für Dynamik und Selbstorganisation zu Ausbreitungsprozessen, Selbstorganisation und Informationsverarbeitung in lebenden und künstlichen Netzwerken. Sie studierte in Darmstadt, promovierte

mit einem internationalen Projekt am California Institute of Technology, an der École normale supérieure und in Frankfurt am Max-Planck-Institut für Hirnforschung. Im Anschluss baute sie ihre Arbeitsgruppe am Max-Planck-Institut für Dynamik und Selbstorganisation in Göttingen auf. Infolge der Pandemie stellte Viola Priesemann ihre Arbeitsgruppe und ihre Arbeit in den Dienst der Erforschung von COVID-19. Durch die von ihr geschaffenen, international herausragenden Modelle gelang es ihr, die Wirksamkeit von Maßnahmen zu quantifizieren und Eindämmungsstrategien zu entwickeln.

Unsere dritte Vortragende, Barbara Prainsack, promovierte in Politikwissenschaften. Nach ihrer Postdoc-Zeit an der Universität Wien war sie am King's College in London als Reader und ab 2013 als Professorin tätig. 2017 wurde sie nach Wien ans Institut für Politikwissenschaften berufen, wo sie aktuell eine Professur für Vergleichende Politikfeldanalyse innehat. Seit mehr als zehn Jahren ist Barbara Prainsack Mitglied der österreichischen Bioethikkommission. Zudem ist sie seit 2017 Mitglied und seit 2022 Vorsitzende der Europäischen Gruppe für Ethik der Naturwissenschaften und der Neuen Technologien, die die Europäische Kommission berät.

Der vierte Beitrag kommt von einem unserer Mitorganisatoren, Alexander Bogner. Er studierte Soziologie in Salzburg, Marburg, Frankfurt und Wien. Der Fokus seiner Forschung liegt im Umgang mit Ungewissheit und Nichtwissen, mit der Ethisierung von Technikkonflikten und mit der Governance kontroverser Technologien. Alexander Bogner ist seit geraumer Zeit am Institut für Technikfolgen-Abschätzung der Österreichischen Akademie der Wissenschaften tätig und ist Präsident der Österreichischen Gesellschaft für Soziologie. Wie bereits angesprochen, wurde er für seinen Beitrag zur Preisfrage „Was kann die Wissenschaft bei Pandemien leisten?“ mit dem ersten Preis ausgezeichnet.

KOMMUNIKATION IM SPANNUNGSFELD ZWISCHEN POLITIK, MEDIEN, ÖFFENTLICHKEIT UND FORSCHUNG

FLORIAN KRAMMER

Ich möchte in meiner Präsentation auf die Rolle der Wissenschaft in der Pandemie eingehen, vor allem auf die drei Fragen, die hier gestellt wurden. Dabei möchte ich Folgendes vorwegnehmen: Ich bin Virologe, ich arbeite an Impfstoffen, ich bin kein Kommunikationswissenschafter, ich bin kein Politikwissenschafter. Bitte werten Sie das, was ich hier sage, als persönliche Erfahrung, was die Kommunikation betrifft, und nicht als einen wissenschaftlichen Zugang. Ich möchte daher mit folgender Frage beginnen:

IN WELCHER FORM SOLL DIE WISSENSCHAFT DEN KONTAKT MIT DER ÖFFENTLICHKEIT SUCHEN?

Dabei geht es mir hier vor allem darum, meine eigene Erfahrung zu schildern. Vor der Pandemie betrieb ich eher wenig Wissenschaftskommunikation. Ich war auf Twitter aktiv und hatte etwa 2.000 Follower/innen. Vorrangig war für mich der Austausch mit Kolleg/inn/en im Bereich Science: Man erhält Informationen, aber kommuniziert nicht explizit mit der Öffentlichkeit. In den letzten eineinhalb Jahren hat sich das stark verändert. Dabei war die Situation in den USA anfangs eine andere als in Europa. Es herrschte dort ein Informationsvakuum. Die CDC, die dortige Gesundheitsbehörde, kommunizierte anfangs wenig. Als die Anzahl der Fälle stieg und die „heiße Phase" begann, wurde der CDC von der Trump-Administration ein Maulkorb umgebunden und es wurde nicht mehr kommuniziert. Ein Großteil der Kommunikation in den USA ging vom NIAID, dem National Institute of Allergy and Infectious Diseases, mit Anthony Fauci als Direktor, aber auch von unabhängigen Wissenschaftler/inn/en aus. Das führte dazu, dass die Medien direkt mit Wissenschaftler/inn/en kommunizierten. Unser Anliegen war es, so

viel unabhängige Informationen wie möglich zu verbreiten.
Ich würde Ihnen gerne vermitteln, was ich in den letzten Monaten in der Wissenschaftskommunikation gelernt habe. Ich bin kein Profi, ich habe noch nie ein Medientraining absolviert und ich bin kein Kommunikationswissenschafter. Meiner Meinung nach ist das Wichtigste, unaufgeregt die Sachlage zu schildern – ohne Panikmache, aber auch ohne die Dinge zu verharmlosen. Darüber hinaus ist es entscheidend, klar zu erklären, worüber man redet. Mein Maßstab war, dass meine Großeltern verstehen sollten, was ich versuche, begreiflich zu machen. Wenn meine Großeltern oder Eltern nicht verstehen, was ich sage, dann habe ich es schlecht erklärt. Das war vor allem am Anfang der Pandemie sehr wichtig, da der Wissensstand in der Bevölkerung, was Viren und Immunität betraf, recht gering war. Heute ist das anders. Heute können wir mit den Medien über komplizierte Sachverhalte sprechen und es wird verstanden – auch in der Bevölkerung, die in den letzten eineinhalb Jahren sehr viel gelernt hat.
Was ich noch als entscheidend erachte, ist, niemals von oben herab zu kommunizieren. Es ist wichtig, nicht von einem akademischen Elfenbeinturm herab zu sprechen, sondern mit den Menschen auf Augenhöhe zu reden. Ich verfüge über Expertise in der Virologie. Andere Leute verfügen über Expertise darin, ein Auto zu reparieren. Diese Expertise habe ich nicht. Ich bin nicht besser als sie. Ich muss den Menschen auf Augenhöhe begegnen.
Wesentlich ist zudem, nur über jene Fachbereiche zu sprechen, die in die eigene Expertise fallen. Kommt eine Frage, die außerhalb der eigenen Expertise liegt, sollte man an andere Fachkundige verweisen. Man gerät leicht in Situationen, in denen man sich nicht mehr so gut auskennt und Aussagen trifft, die möglicherweise falsch sind.
Von Bedeutung ist auch, nicht Wasser zu predigen und Wein zu trinken. Wenn ich den Leuten sage, sie sollten sich impfen lassen, dann lasse ich mich selbst auch impfen. Das habe ich ganz am Anfang gemacht. Ich nahm an einer klinischen Studie teil, um zu zeigen, dass ich an diese Impfstoffe glaube und sie als sicher empfinde. Dasselbe gilt für das Tragen von Masken.
Manchmal muss man ins kalte Wasser springen, wenn es darum geht, die Bevölkerung zu informieren. Ich trete ungern im Fernsehen auf; ich trete ungern im Radio auf. Letzten Herbst erhielt ich die Einladung, in „Frühstück bei mir" des Radiosenders Ö3 aufzutreten und über Impfstoffe zu sprechen. Da dort auch persönliche Dinge angesprochen werden, kostete es mich einiges an Überwindung, diese Einladung anzunehmen. Es lag mir jedoch am Herzen, Informationen über den aktuellen Stand der Entwicklung der Impfstoffe zu kommunizieren, die kurz darauf zugelassen wurden. Deshalb habe ich mich dann doch zu dem Auftritt überwunden – auch im Hinblick darauf, dass mit einer Sendung wie „Frühstück bei mir" viele Menschen erreicht werden können.
Eine weitere Empfehlung von mir lautet, soziale Medien zu nutzen. Zu Beginn der Pandemie, im Jänner 2020, habe ich meinen privaten Facebook-Account für die Öffentlichkeit freigeschaltet. Außerdem fing ich zu dieser Zeit an, einen Newsletter für Freund/innen und Verwandte, in dem ich eine Übersicht über die globale Situation gab, zu senden und diese Informationen ebenfalls auf Facebook zu teilen. Und ich verwendete Twitter, um mehr Menschen zu erreichen. Am Anfang der Pandemie hatte ich etwa 2.000 Follower/innen,

mittlerweile sind es mehr als 200.000. Ich publizierte beispielsweise ein Paper über die Impfstoffentwicklung in *Nature Reviews* und arbeitete den Inhalt dann in 138 Tweets auf. Ich glaube, das hat vielen Leuten geholfen zu verstehen, wie Impfstoffentwicklung funktioniert und wie Impfstoffe funktionieren. Ich hoffte, das vorhandene Informationsvakuum mit relevanter Information zu füllen. Über soziale Medien können auch Korrespondent/inn/en und Reporter/innen der klassischen Medien erreicht werden. Im Zuge einer Twitter-Kommunikation entstand beispielsweise ein Artikel in der *New York Times:* Jemand hatte geplant, sich impfen zu lassen, und wollte danach wissen, ob sein Körper Antikörper herstellt. Er machte daher einen Antikörpertest, der negativ war. Es stellte sich heraus, dass es ein Antikörpertest gegen das Nukleoprotein war – ein Protein, das in den meisten Impfstoffen gar nicht enthalten ist. Wir schrieben auf Twitter hin und her, und die *New York Times* griff das auf und machte einen Artikel daraus. Das Erreichen klassischer Medien mittels sozialer Plattformen sollte sich die Wissenschaft zunutze machen.

Beim Verfassen wissenschaftlicher Artikel müssen wir in einer Pandemie, bzw. in einer Notsituation wie dieser, besonders aufpassen. Grundsätzlich werden unsere Papers von Fachkolleg/inn/en gelesen, die verstehen, was wir schreiben. Wir stellen Hypothesen auf, was passieren könnte, und diese Hypothesen werden auch als solche verstanden. Liest nun ein Laie oder jemand von der Presse ohne spezifisches Fachwissen dieselbe Textpassage, kann das missverstanden werden und sogar eine gewisse Panik erzeugen. Das sollten wir im Kopf behalten, wenn wir in der Pandemie wissenschaftliche Manuskripte über SARS-Coronavirus-2 publizieren. Sie müssen klar formuliert sein, um Missverständnisse zu vermeiden.

Als Beispiel möchte ich ein Paper nennen, welches im Frühjahr 2020 in *Nature Medicine* veröffentlicht wurde. Es berichtet über die Messung von Antikörpern gegen das Nukleoprotein in asymptomatisch und symptomatisch Infizierten. Über einen Zeitraum von acht Wochen verloren in der Gruppe der asymptomatisch Infizierten rund 40% der Personen ihre Antikörper gegen das Nukleoprotein. Nach Publikation dieser Ergebnisse berichteten die Medien, dass Antikörper nach zwei bis drei Monaten verschwinden – was biologisch unhaltbar ist. Wir wissen mittlerweile, dass Antikörper, die nach einer Infektion gebildet werden, auch nach einem Jahr noch vorhanden sind. Das Problem lag in der Kommunikation. In derselben Darstellung war ein weiteres Panel abgebildet, das die neutralisierende Antikörper-Antwort zeigte. Diese war stabil und sogar besser in den asymptomatisch Infizierten. Es kommt darauf an, wie etwas im Detail kommuniziert wird. Wenn man nicht aufpasst, suchen sich die Medien einzelne Datensets heraus. Wird nicht klar kommuniziert, dass es sich wahrscheinlich um ein technisches Artefakt handelt, entsteht ein medialer Spin, der Panik hervorrufen kann.

Ich komme zu einem weiteren Problem, mit dem wir alle konfrontiert sind: Wie gehen wir mit Falschinformationen um? Grundsätzlich gibt es hier zwei Möglichkeiten, Personen zu erreichen: Auf Menschen, die Fragen und Zweifel haben, sollte man zugehen. Ich versuche, Fakten und Informationen bereitzustellen, ohne zu missionieren. Es ist wichtig, den Menschen genügend Zeit zu geben, um die Informationen verarbeiten zu können. Stellen wir gute Informationen zur Verfügung, dann überlegen sich die Leute selbst, was richtig und was falsch ist. Haben wir es jedoch mit sogenannten Schwurbler/inne/n, Coronaleugner/inne/n und Anti-Vaxxer/inne/n zu tun, ist es am besten, diese zu ignorieren. Ich hatte nie das Glück, mit solchen Menschen eine gute Diskussion zustande zu bringen. Solche Diskussionen sind Zeitverschwendung und erhöhen nur die Sichtbarkeit von Falschinformationen.

WAS KANN DIE WISSENSCHAFT IN DER POLITIKBERATUNG LEISTEN?

Zu dieser Frage kann ich nicht sehr viel beitragen. Ich möchte lediglich zwei Punkte erwähnen:
Erstens ist es schwierig, so zu kommunizieren, dass die Bevölkerung aufgeklärt und beruhigt wird, aber dennoch stark genug Alarm zu schlagen, damit die Politik aktiv wird. Die Kunst besteht hier darin, gute Informationen bereitzustellen, keine Panik in der Bevölkerung auszulösen und dennoch Politiker/inne/n glaubwürdig zu vermitteln, dass etwas getan werden muss. Meine Stärke ist das nicht; ich habe außerdem wenig Erfahrung in der Politikberatung. Trotzdem halte ich dies für wesentlich.

Ein weiteres Problem, vor allem in den USA, liegt darin, dass wissenschaftliche Informationen politisiert werden. Im Zweiparteiensystem der USA nahm die Demokratische Partei die Pandemie ernst und unternahm entschieden Versuche, geeignete Maßnahmen zu setzen. Die Republikanische Partei hingegen ignorierte die Pandemie und das halte ich für ein großes Problem. Unter Umständen verliert man die Unterstützung der Hälfte der Bevölkerung, wenn man versucht, Maßnahmen wie beispielsweise die Maskenpflicht einzuführen. Da muss man aufpassen. So etwas sollte nicht passieren.

WELCHE FORSCHUNGSLEISTUNGEN SIND FÜR DIE BEWÄLTIGUNG DER KRISE WICHTIG?

Um diese Frage zu beantworten, möchte ich zuerst einen Blick auf die Geschichte der Pandemie werfen. Am 31. Dezember 2019 wurde der WHO ein Problem in Wuhan gemeldet, das vermehrte Auftreten von Lungenentzündungen, und dass nicht bekannt ist, wodurch diese hervorgerufen werden. Bereits am 10. Jänner 2020, 10 Tage später, wurde die Sequenz des Virus online gestellt. Die Geschwindigkeit der Forschung war verblüffend. Denken wir zurück an SARS-Coronavirus-1. Damals dauerte es Monate, bis überhaupt klar war, dass SARS durch ein Virus verursacht wird. Zu diesem Zeitpunkt war die Epidemie eigentlich schon am Ende. Bei COVID-19 arbeitete die Wissenschaft mit einer unglaublichen Geschwindigkeit. Bereits am 20. Jänner 2020 publizierten Kolleg/inn/en des Wuhan Institute of Virology ein Paper mit elektronenmikroskopischen Aufnahmen des Virus. Sie hatten festgestellt, dass es eine Antikörper-Antwort in Infizierten gibt; sie hatten das Virus isoliert, und sie wussten auch, wo (an welchen Körperstellen) das Virus isoliert werden muss und welche Samples zu verwenden sind, um eine gesicherte Diagnose zu stellen. Ein paar Tage später wurde bekannt, dass ACE2 der Rezeptor für das Virus ist, und am 10. Februar 2020 sahen wir die Struktur des Spike-Oberflächen-Proteins. Nie zuvor hat die Wissenschaft so schnell auf ein Problem reagiert.
Zusammenfassend sind die Leistungen der Wissenschaft, Hintergrundwissen zu schaffen, Diagnosemethoden und Impfstoffe zu entwickeln. Aufgrund jahrelanger Vorarbeit war es möglich, mRNA und Vektor-

impfstoffe sehr rasch zu entwickeln und dann in der Bevölkerung einzusetzen. Ein anderes Beispiel betrifft eine stabilisierende Mutation im Spike-Protein, welche in einigen der Impfstoffe verwendet wird. Sie wurde Jahre zuvor für das MERS-Coronavirus und das SARS-Coronavirus-1 entwickelt. Weitere relevante Beiträge der Wissenschaft zur Bewältigung der Krise sind das Entwickeln von Medikamenten, das Testen nichtpharmazeutischer Interventionen und das Erstellen epidemiologischer Modelle. Die Wissenschaft hat während der Pandemie aber weitaus mehr geleistet.

Wir sollten jetzt in die Zukunft schauen. Es muss uns klar sein, dass diese Pandemie nicht die letzte sein wird. Auf die nächste müssen wir besser vorbereitet sein. Wir waren so gut vorbereitet, wie es eben möglich war. Das Verbesserungspotenzial ist trotzdem enorm. Vielleicht wird es in Zukunft möglich sein, eine Pandemie gleich zu Beginn innerhalb weniger Monate zu stoppen.

Dazu sind zwei Dinge notwendig: erstens Visionen und zweitens Investitionen. Zwei Punkte sind mir hier als Virologe und Impfstoffforscher wichtig: Ich habe vor kurzem einen Kommentar geschrieben, wie man sich seitens der Impfstoffforschung vorbereiten kann, um innerhalb von drei Monaten einen Impfstoff zu entwickeln, der dann in der Bevölkerung verimpft werden kann. Ich möchte hier nicht auf technische Details eingehen; es ist jedoch möglich, wenn genügend investiert wird und genügend Vorarbeit geleistet wird. Die Wissenschaft kann das erfüllen, braucht dazu aber die Hilfe der Politik. Der zweite Punkt betrifft das nachhaltige Einbinden der Bevölkerung in den wissenschaftlichen Diskurs und wissenschaftliche Entwicklungen. Schon vor der Pandemie starteten wir ein Projekt, in dem wir mit Mittelschüler/inne/n im Central Park und anderen New Yorker Parks nach Vogelviren suchen. Die beteiligten Personen kommen aus Communitys, die in der Wissenschaft unterrepräsentiert sind, über die aber ebendiese Communitys erreicht werden können und die Awareness für Wissenschaft erhöht werden kann. Es wird Vertrauen aufgebaut und das ist entscheidend, denn vor allem in den USA gibt es Minderheiten, die kein Vertrauen in die Wissenschaft haben. Wenn wir Brücken schaffen, dann bekommen wir diese Teile der Bevölkerung an Bord – auch wenn es erneut zu einer Pandemie kommt und Maßnahmen getroffen werden müssen.

Mit diesem Beispiel bin ich am Ende meines Vortrags und freue mich auf die anschließende Diskussion.

FLORIAN KRAMMER

Derzeitige Position

- Professor für Vakzinologie (Mount Sinai Professor in Vaccinology) am Department für Mikrobiologie der Icahn School of Medicine at Mount Sinai in New York

Arbeitsschwerpunkte

- Entwicklung viraler Impfstoffe, vor allem gegen Influenzaviren, aber auch gegen SARS-CoV-2, Charakterisierung der Immunantwort gegen virale Oberflächenproteine

Werdegang

Seit 2021	Professor am Department für Pathologie der Icahn School of Medicine at Mount Sinai in New York
Seit 2019	Endowed Mount Sinai Professor in Vakzinologie am Department für Mikrobiologie der Icahn School of Medicine at Mount Sinai in New York
Seit 2018	Full Professor with Tenure am Department für Mikrobiologie der Icahn School of Medicine at Mount Sinai in New York
2016–2018	Associate Professor am Department für Mikrobiologie der Icahn School of Medicine at Mount Sinai in New York
2014–2016	Assistant Professor am Department für Mikrobiologie der Icahn School of Medicine at Mount Sinai in New York
2013–2014	Assistant Professor (Research Track) am Department für Mikrobiologie der Icahn School of Medicine at Mount Sinai in New York
2010–2013	Postdoc an der Icahn School of Medicine at Mount Sinai in New York

Ausbildung

2010	Promotion zum Dr. rer. nat. techn. mit einer Dissertation über Angewandte Virologie am Department für Biotechnologie der Universität für Bodenkultur Wien
2002–2006	Studium der Lebensmittel- und Biotechnologie (Bachelor) und Biotechnologie (Master) an der Universität für Bodenkultur Wien

Weitere Informationen zum Autor finden Sie unter:
https://labs.icahn.mssm.edu/krammerlab/dr-krammer/

ZUR AUSBREITUNG UND EINDÄMMUNG VON COVID-19

VIOLA PRIESEMANN

Herzlichen Dank für die Einladung zu diesem sehr interessanten Panel. Es hat mich sehr gefreut, den Vortrag von Herrn Krammer zu hören. Ich stimme ihm in jedem Punkt zu, gerade auch was den Sprung ins kalte Wasser bezüglich der Öffentlichkeitskommunikation angeht. Ich werde trotzdem heute über wissenschaftliche Aspekte der COVID-19-Eindämmung sprechen, freue mich aber darauf, im anschließenden Panel weiterzudiskutieren.

Eine Frage, die mir häufig gestellt wird, ist: Wie kommt es eigentlich, dass jemand, der theoretische Neurowissenschaft betreibt, in dieser Pandemie einen Beitrag leisten kann? Die Ausbreitung von Aktivität im Gehirn, in neuronalen Netzen, folgt mathematisch betrachtet ähnlichen Gesetzen wie die Ausbreitung eines Virus in der Gesellschaft. Im Gehirn sind Milliarden von Neuronen aktiv, die miteinander verbunden sind. Ist ein Neuron aktiv, dann aktiviert es einen Teil der Neuronen, mit denen es verbunden ist. Das kann eine Kaskade von Aktivität auslösen. Ganz ähnlich ist es in der Bevölkerung. Eine Person trägt das Virus in sich, hat Kontakt zu einem Teil ihrer Freund/innen und Bekannten und vielleicht auch zu anderen Menschen und so breitet sich das Virus aus. Insofern ist die Mathematik, die diese beiden Arten der Ausbreitung beschreibt, fast dieselbe. An solchen mathematischen Modellen habe ich in den letzten Jahren intensiv geforscht. Als wir im Januar und Februar 2020 erste Berichte über COVID-19 sahen, wurde uns schnell bewusst, dass sich unsere Methoden perfekt dafür eignen, die Ausbreitung und Eindämmung von COVID-19 zu erforschen.

Ich möchte zuerst einen Einblick geben, wie es uns zu Beginn der Pandemie gelungen ist, die Wirkung von Maßnahmen abzuschätzen, und wie sehr diese sogenannten nichtpharmazeutischen Interventionen zur Eindämmung beitragen können. Dann möchte ich die Effektivität von Maßnahmen herleiten und damit zeigen, was wir als die Kernexpertise einer Physikerin oder eines Physikers empfinden, nämlich das Verständnis der grundlegenden Mechanismen. Was bedeutet exponentielles Wachstum? Wie kann dieses eingedämmt werden? Vor allen Dingen: Wie wirken das Testen, Kontaktnachverfolgen

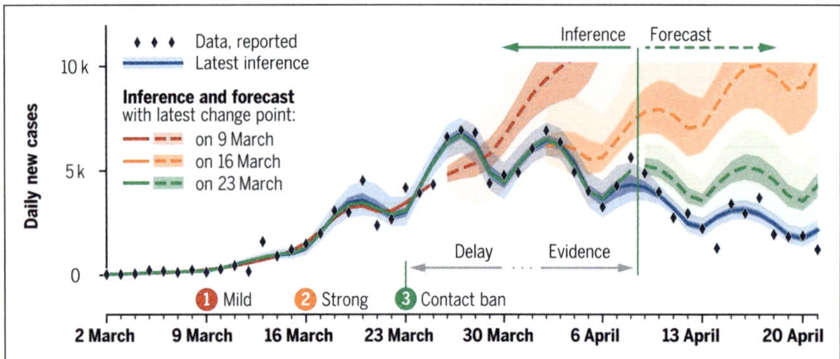

Abb. 1: Anzahl der Neuinfektionen pro Tag in Deutschland
Quelle: J. Dehning et al., Science (2020).

und das Isolieren? Und wie hilft uns das zur Eindämmung von COVID-19? Besonders wichtig zur Eindämmung ist der Fortschritt des Impfens. Wie dieser Fortschritt die Öffnungsschritte in verschiedenen Szenarien bestimmt, möchte ich im dritten Teil meines Kurzvortrags erläutern.

Ich spreche aus der Perspektive Deutschlands, aber in vielen europäischen Ländern sahen die Fallzahlen im letzten Jahr ganz ähnlich aus. In Abbildung 1 sieht man den Anstieg der Neuinfektionen pro Tag in Deutschland.

Die Wellenbewegung zeigt die Wochenenden. Am Wochenende wird weniger berichtet. In Deutschland wurde relativ früh, bereits am 8. März 2020, beschlossen, dass Großveranstaltungen, wie beispielsweise Fußballspiele, abgesagt werden. Eine Woche später, am 15. März 2020, wurde angekündigt, dass Schulen und nicht notwendige Geschäfte geschlossen werden. Wieder eine Woche später wurde das sogenannte Kontaktverbot angekündigt. Gleichzeitig gab es freiwillige Hygienemaßnahmen, Kontakteinschränkung und eine Reduktion der Mobilität. Erinnern wir uns zurück an die Zeit im Frühjahr 2020. Es gab keine Masken, Schnelltests standen noch nicht zur Verfügung, und es war klar, dass die PCR-Testkapazität nicht ausreichen würde, um alle Verdachtsfälle zu testen. Es war eine sehr unübersichtliche und auch sehr dynamische Situation. Nichtsdestotrotz wollten wir wissen, inwiefern dieser Anstieg bereits eine Verlangsamung der Ausbreitung erkennen lässt und ob vorhergesagt werden kann, wie sich die Fallzahlen in den kommenden Wochen weiterentwickeln.

Als Erstes stellte sich die Frage: Wie kann die komplexe Krankheitsausbreitung zusammen mit der Gesellschaft, die dahintersteht, in einem einfachen Modell abgebildet werden? Darin besteht die Kunst in der Physik komplexer Systeme: Wir haben ein komplexes, lebendes System – in unserem Fall die gesamte Gesellschaft – und wir möchten ein einfach verständliches Modell der Krankheitsausbreitung entwickeln. Entscheidend ist, das Modell so einfach wie möglich zu gestalten und die Kernparameter darzustellen, aber Irrelevantes zu vernachlässigen. Was das Relevante in einem Modell ist, hängt von der Fragestellung ab. In unserem Fall lautete die Frage: Wie sehr verändert sich die Ausbreitung im Zusammenhang mit diesen drei Interventionen (Laden- und Schulschließungen sowie Kontaktbeschränkungen)?

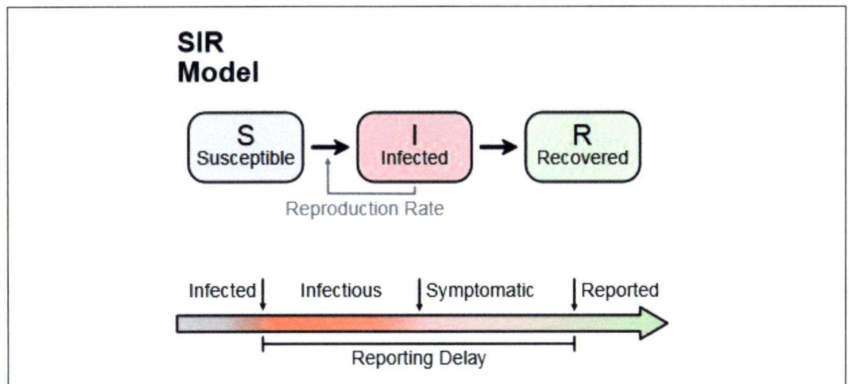

Abb. 2: Das SIR-Modell und dessen Erweiterungen haben das Verständnis für die nichtlineare Entwicklung in einer Pandemie entscheidend vorangebracht.
Quelle: J. Dehning et al., medRxiv (2020).

Wir wählten ein sogenanntes SIR-Modell (Abbildung 2). Dieses geht von einer suszeptiblen Bevölkerung aus, also von Menschen, die krank werden können. Wenn eine suszeptible, also gesunde Person Kontakt mit I, einer infizierten Person, hat, gibt es eine gewisse Wahrscheinlichkeit, dass diese Person sich ansteckt. Infizierte Personen werden irgendwann immun. Diese Gruppe wird hier mit R bezeichnet, für *recovered* oder *removed*. Sie spielt für die Krankheitsausbreitung vorerst keine Rolle.

Lässt man dieses Modell laufen, kann man sich überlegen: Wie sieht der R-Wert aus, der die Kurven in Abbildung 1 am besten beschreibt? Um das herauszufinden, verwenden wir bestimmte moderne Schätzmethoden, die inzwischen auf Hochleistungsrechnern sehr gut implementierbar sind. Damit kann man sich überlegen: Was ist der zeitliche Verlauf des R-Werts, der diese Dynamik am besten beschreibt? Unten ist etwas Ähnliches wie der R-Wert gezeigt, die sogenannte Ansteckungsrate oder Wachstumsrate l. Es ist klar erkennbar, dass diese, assoziiert mit den Interventionen, zurückgegangen ist. Die Farben zeigen, wie die Fallzahlen wahrscheinlich ausgesehen hätten, wenn wir das Verhalten genau so belassen hätten wie um den 8. März 2020. Wahrscheinlich wären sie weiter gestiegen, immer unter der (simplifizierenden) Annahme, dass sich das Verhalten der Menschen nicht ändert. Hätte man es bei den Maßnahmen und Verhalten vom 15. März belassen, also Schulen und Geschäfte geschlossen, hätte das möglicherweise zu einem Abflachen der Fallzahlen geführt. Am 22. März, mit der Einführung des Kontaktverbots, haben wir einen Rückgang der Fallzahlen vorhergesagt. Diese Vorhersage haben wir gemacht, bevor wir Fälle beobachten konnten. Sie sehen die blauen Rauten; das sind die beobachteten Fälle. Das passte gut zusammen.

Inzwischen gibt es eine Reihe von Studien, unter anderem jüngst von Brauner et al.[1], die im Detail quantifizieren: Wie viel bringt es, Großveranstaltungen abzusagen oder Treffen generell auf maximal zehn Personen zu beschränken? Um wie viel reduziert es den R-Wert, wenn wir Schulen und Universitäten gemeinsam schließen? Das reduziert den R-Wert um beinahe 50%, zum Beispiel von

1 J. M. Brauner et al., Science (2020).

vier auf zwei. Es existieren einige solcher Studien, die anhand der Daten von vielen Ländern abschätzen, wie groß die Wirksamkeit von Maßnahmen ist. Es zeigt sich dabei auch, dass eine gewisse Unsicherheit bleibt. Das liegt zum einen in der Unsicherheit der zugrundeliegenden, berichteten Daten; zum anderen gibt es natürlich auch von Land zu Land, von Gesellschaft zu Gesellschaft und von Situation zu Situation Unterschiede. Nehmen wir als Beispiel Schulschließungen. Während der ersten Welle im Frühjahr 2020 waren die Schulen geschlossen, die Kinder zu Hause, und sie hatten kaum Kontakt außerhalb ihres Haushalts. Das war teils sehr belastend, aber auch effektiv. Während der zweiten Welle, also im Winter 2020/2021, gab es erneut Schulschließungen, die aber ganz anders umgesetzt wurden.

Ein guter Teil der Kinder ist im Winter trotz Schließung zur Notbetreuung in die Schule gegangen; gleichzeitig waren die Hygienemaßnahmen besser als im Frühjahr davor: Es gab Masken und es war klar, dass man gut lüften sollte. Wie gut eine Maßnahme wirkt, hängt von der konkreten Umsetzung ab. So kann man zum Beispiel durch Analysen der ersten Welle nur bis zu einem gewissen Grad vorhersagen, wie eine erneute Schulschließung, die anders umgesetzt wird, wirken wird.

Solche grundlegenden Aspekte sind sehr wichtig, wenn es um das Verständnis der Pandemie geht. Man kann die Wirkung von Interventionen anhand von Beobachtungs- oder Interventionsstudien abschätzen. Die Wirksamkeit dieser Interventionen bei einer neuen Umsetzung hängt immer auch davon ab, wie gut die Menschen diese Vorsichtsmaßnahmen umsetzen wollen und vor allen Dingen auch umsetzen können. Barbara Prainsack wird sicherlich auch noch über dieses Thema sprechen.

Ein zweiter Punkt hat eine sehr breite Gültigkeit. Er betrifft den Kern von exponentiellem Wachstum und initialer Pandemieausbreitung. In Abbildung 3 ist die Gesamtzahl der Infektionen dargestellt, wie wir es im März 2020 beobachtet haben.

Für die graue, grüne und lila Kurve wird angenommen, dass eine wirksame Intervention durchgeführt wird, um die Kurve abzuflachen. Aber der Zeitpunkt der Intervention ist unterschiedlich – am Tag null oder fünf Tage früher oder fünf Tage später. Es wird deutlich, wie eklatant verschieden die Fallzahlen sind, je nachdem, ob man während des exponentiellen Wachstums fünf Tage früher oder fünf Tage später handelt. Dieser Umstand wird oft unterschätzt, weshalb wir im letzten Jahr immer wieder versucht haben, es zu kommunizieren. In einem exponentiellen Wachstum muss an irgendeinem Punkt eingedämmt werden. Je früher das geschieht, desto geringer sind die Fallzahlen insgesamt. Schon ein paar Tage machen einen immensen Unterschied.

Der dritte Punkt betrifft ebenfalls die Dynamik komplexer Systeme und ist breit gültig. Wenn es notwendig sein sollte, die Fallzahlen zu stabilisieren oder abzusenken, weil z. B. eine Überlastung des Gesundheitssystems droht, dann muss der R-Wert auf 1 oder unter 1 gesenkt werden. Das bedeutet: Zur Stabilisierung der Fallzahlen ist erst einmal genau dasselbe Level an Einschränkungen notwendig – ganz egal, ob man auf einem niedrigen oder hohen Niveau stabilisiert. Der Unterschied ist nur, dass bei einem hohen Niveau an Fallzahlen die Kollateralschäden größer sind: Es sind deutlich mehr Menschen infiziert, Menschen gehen möglicherweise bei sehr hohen Infektionszahlen nicht mehr ins Krankenhaus, weil sie Angst haben, sich dort anzustecken. Die Gesundheitsver-

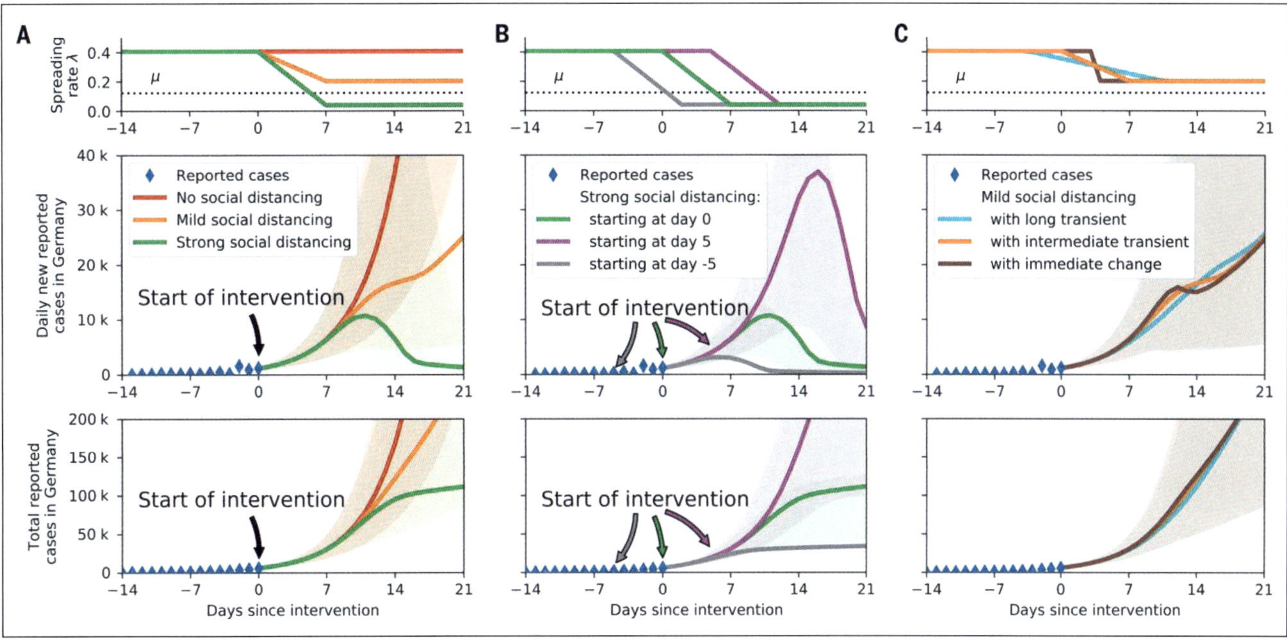

Abb. 3: Zeitpunkt und Wirksamkeit von Maßnahmen haben einen starken Einfluss auf zukünftige COVID-19-Fälle. Quelle: J. Dehning et al., Science (2020).

sorgung in anderen Bereichen leidet und das Personal ist überlastet. Auch die Wirtschaft leidet, wenn Personen nicht mehr ins Restaurant oder Geschäft gehen möchten, weil sie sich nicht sicher fühlen – man kann sie ja nicht zwingen. Das sind bekannte und auch sehr besorgniserregende Nebenwirkungen. Gleichzeitig tragen Wocheninzidenzen von typischerweise rund 100 Infizierten je 100.000 Personen nicht wirklich zur „Herdenimmunität" bei. Das sind ja nur 0,1% der Bevölkerung je Woche. Stabilisiert man stattdessen die Fallzahlen auf einem niedrigen Niveau, sind von der Mechanik der Ausbreitung her genau dieselben Kontaktbeschränkungen nötig. De facto sind sogar weniger Beschränkungen notwendig, da sich die Kontaktnachverfolgung auf die wenigen verbliebenen Infektionsketten konzentrieren kann und diese effektiv eindämmen kann. Bei niedriger Inzidenz können Ausbrüche effizient und lokal eingedämmt werden. Darauf komme ich später noch zurück.

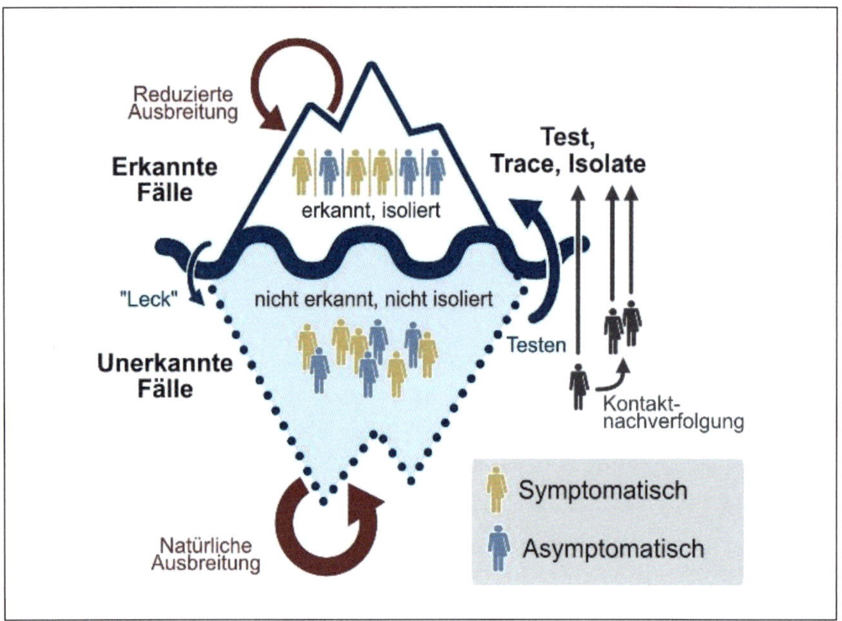

Abb. 4: Modell zur Virusausbreitung unter erkannten/isolierten und nicht erkannten/ nicht isolierten Personen
Quelle: S. Contreras et al., Nature Communications (2021).

Um den Teil hier zusammenzufassen: Frühes Handeln und Eindämmung bei niedrigen Fallzahlen machen einen deutlichen Unterschied, was die Gesamtzahl der Fälle einer Welle betrifft. Und das Gute: Die Einschränkungen und die notwendigen Kontaktreduktionen jeder/s Einzelnen sind bei niedrigen Fallzahlen dank der Kontaktnachverfolgung sogar geringer!

Im Kontext der Effektivität von Eindämmungsmaßnahmen möchte ich als Nächstes darauf eingehen, wie effektiv Testen und Kontaktnachverfolgung sind. Das ist in Abbildung 4 folgendermaßen dargestellt: Die Darstellung ähnelt einem Eisberg. Warum ein Eisberg? Nun, der obere Teil des Eisbergs repräsentiert die Personen, die wissen, dass sie infiziert sind. Das ist der „sichtbare" Teil. Diese Menschen begeben sich zumeist in Isolation, haben weniger Kontakte und stecken daher auch weniger Personen an. Im Gegensatz dazu gibt es Träger/innen des Virus, die noch nicht wissen, dass sie infiziert sind. Das ist die Dunkelziffer in der Ausbreitung des Virus und wird hier durch den Teil des Eisbergs symbolisiert, der nicht sichtbar ist. Diese Menschen verhalten sich wie jede andere Person und tragen damit maßgeblich mehr zur Ausbreitung des Virus bei als diejenigen, die bereits isoliert sind. Es liegt auf der Hand, dass das Testen und die Kontaktnachverfolgung Infektionsketten stoppen und damit deutlich zur Eindämmung beitragen können.

Wie effektiv ist das in der Realität? Kontaktnachverfolgung ist nicht perfekt. Aus folgenden Gründen: (1) Gerade bei prä- und asymptomatischen Infektionen ist eine frühe Entdeckung schwierig. (2) Ein Teil der Kontaktpersonen wird übersehen. (3) Die Quarantäne ist nicht perfekt. Infizierte Personen stecken zum Beispiel in ihrem Haushalt andere Personen an oder halten sich möglicherweise nicht an die Beschränkungen. (4) Ein Teil der Menschen vermeidet das Testen, zum Beispiel aus sozioökonomischen Gründen. In unserem Modell setzen wir die Zahl derer, die sich (aus welchen Gründen auch immer) nicht testen lassen wollen, mit 20% an. (5) Neue Infektionsketten werden aus dem Ausland hereingetragen. (6) Die Kapazität der Gesundheitsämter für das Testen und die Kontaktnachverfolgung ist limitiert. In Deutschland werden die Kontakte einer infizierten Person telefonisch kontaktiert. Bis das bei ausreichend vielen Kontakten geschehen ist, haben diese Menschen möglicherweise längst weitere Leute angesteckt. Das Gesundheitsamt läuft daher möglicherweise der Ausbreitung hinterher. Geschwindigkeit ist allerdings das A und O bei der Kontaktnachverfolgung.

Untersuchen wir nun die Dynamik der Ausbreitung und Kontaktnachverfolgung. Wenn die Kapazität der Kontaktnachverfolgung überschritten wird, kommt es zu einer sich selbst beschleunigenden Ausbreitung. Woran liegt das? Angenommen, die Fallzahlen sind niedrig. Die Gesundheitsämter konzentrieren sich auf die wenigen vorhandenen Fälle und können lokal und gezielt Infektionsketten unterbrechen. Dann besteht Kontrolle über die Ausbreitung und die Dunkelziffer ist gering. Inzwischen kennen wir die Höhe der Dunkelziffer recht gut. In der ersten Welle in Deutschland war sie etwa ein Faktor sechs. So schlecht wie in der ersten Welle ist in Deutschland nie wieder getestet worden. Im Sommer war die Dunkelziffer bereits weniger als ein Faktor zwei, im Winter wahrscheinlich ein Faktor zwei bis drei. Je niedriger die Dunkelziffer, desto weniger Menschen tragen das Virus aus Versehen zu anderen Kontaktpersonen oder gar in Pflegeheime oder Krankenhäuser. Das heißt, niedrige Fallzahlen bedeuten dank der Kontaktnachverfolgung niedrige Dunkelziffern und dadurch weniger Ausbreitung. Steigen aber die Fallzahlen, dann steigt auch die Dunkelziffer. Die Gesundheitsämter kommen mit der Kontaktnachverfolgung nicht mehr nach, die Dunkelziffer steigt weiter und damit steigt der R-Wert. Das ist ein sich selbst verstärkender Prozess. Er führt zu einem Wachstum, das sogar schneller als exponentiell fortschreitet.

Was bedeutet das effektiv für unser tagtägliches Leben? Unsere Studie legt nahe, dass bei niedrigen Fallzahlen für jede einzelne Person mehr Kontakte möglich sind. Im klassischen SIR-Modell darf eine Person im Mittel höchstens eine weitere Person anstecken; ansonsten kommt es zu einem exponentiellen Wachstum. Dank der Kontaktnachverfolgung kann eine Person nun aber bis zu zwei Personen „aus Versehen" anstecken – solange die Gesundheitsämter die Infektionsketten effizient stoppen. So kann für das gesamte System, für die gesamte Gesellschaft, der effektive R-Wert unter 1 bleiben.

Zusammenfassend kann man sagen: Funktioniert die Kontaktnachverfolgung gut, sind die Fallzahlen niedrig, dann darf jede Person etwa doppelt so viele Kontakte haben wie im entgegengesetzten Fall. Die Kontaktnachverfolgung ist ein bisschen wie die Feuerwehr. Wenn sie wirkt, haben wir in allen anderen Bereichen mehr Freiheit, als wenn sie nicht wirkt.

Im letzten Teil möchte ich einen kurzen Überblick über die Kontaktnachverfolgung und das Impfen geben. Um die Effektivität des Impfens abzuschätzen, muss man die Infektions-Sterbewahrscheinlichkeit abhängig vom Alter kennen. Diese ist uns inzwischen gut bekannt. Mit dem Alter steigt die Wahrscheinlichkeit, in Folge einer Infektion an COVID-19 zu sterben, multiplikativ.

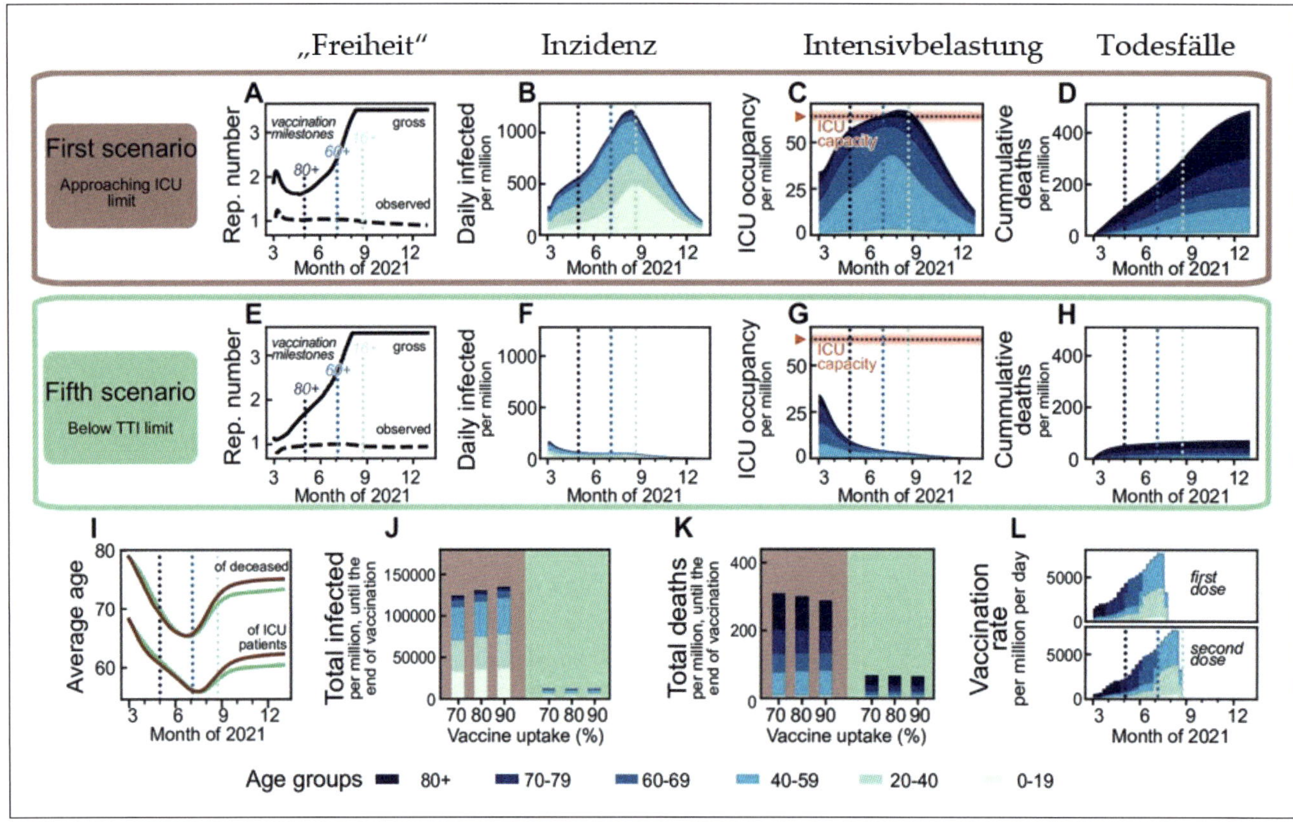

Abb. 5: Modell der Virusausbreitung in unterschiedlichen Szenarien
Modifizierte Quelle: S. Bauer et al., PloS Comput Biol (2021).

Ist eine Person 20 Jahre älter, ist die Infektions-Sterbewahrscheinlichkeit zehnmal höher. Diese Altersabhängigkeit muss man beim Modellieren des Impfens berücksichtigen. Die Modelle werden dadurch etwas komplizierter. Zahlreiche Parameter wiederholen sich jedoch für jede Altersklasse; sie stellen also einfach Kopien dar.

In den Studien, die den in Abbildung 5 dargestellten Modellen zugrunde liegen, haben wir uns die Frage gestellt, was in Anbetracht des aktuellen Impffortschritts für den Sommer die bessere Strategie ist. Nehmen wir im ersten Szenario an, dass die Kapazität unserer Intensivstationen nicht überschritten werden soll. Diese Kapazität stellt also ein oberes Limit dar. Dann können wir unsere Kontakte über die nächsten Wochen und Monate hochfahren. In Abbildung 5 habe ich die Anzahl der realisierten Kontakte, also der Kontakte, die wirklich stattfanden, mit „Freiheit" bezeichnet. Freiheit unter Anführungszeichen, weil das natürlich ein großer Begriff ist. In der Abbildung markieren wir die Zeitpunkte, an denen alle Menschen über 80, über 60 oder über 20 ein Impfangebot erhalten haben. Hier sieht man, wie durch diese Immunisierung die Freiheit im Laufe der nächsten Monate Stück für Stück steigt. Gleichzeitig wäre es möglich, dass die Intensivstationen noch über Monate voll sind, einfach, weil man annimmt, dass ein gewisser Teil der Menschen sich nicht impfen lassen möchte. Außerdem gibt es – leider – bei einem gewissen Teil der Menschen einen Impfdurchbruch. Es kann also auch mit Impfung zu einem schweren Verlauf kommen. Wir sehen also, dass mit dem Impffortschritt die „Freiheit" wächst, aber gleichzeitig die Intensivstationen über viele Wochen voll sein können.

Im zweiten Szenario nehmen wir an, dass die Gesellschaft eine niedrige Inzidenz anstrebt und hält. Das bedeutet, dass man anfangs kurz weniger Freiheit hat, um die Fallzahlen zu senken. Aber kurz darauf steigt hier die Freiheit, also die Anzahl der erlaubten Kontakte. Legen wir diese Kurven aufeinander, sehen wir, dass der Unterschied in der „Freiheit" nur am Anfang zu erkennen ist. In beiden Fällen steigt die Freiheit mit dem Impffortschritt an. Es ist also vor allem der Impffortschritt, der bestimmt, wie viele Kontakte wir haben können. Öffnen wir etwas schneller, als der Impffortschritt es erlaubt, steigen die Fallzahlen erneut. Öffnen wir etwas langsamer, als der Impffortschritt es erlaubt, bleiben die Fallzahlen niedrig.

Diese Aspekte haben wir in transdisziplinären Konsenspapieren und Stellungnahmen zusammengefasst. Der interdisziplinäre Austausch war mir stets sehr wichtig. Viele herausragende Kolleg/inn/en haben mich bei diesen Stellungnahmen sach- und fachkräftig unterstützt. Ich möchte kurz auf einen zentralen Punkt dieser Stellungnahmen hinweisen: Eine paneuropäische Koordination bei der Bekämpfung von COVID würde allen Ländern die Eindämmung erleichtern. Und zweitens: Niedrige Fallzahlen, egal aus welcher Perspektive und in welchem Kontext, haben nur Vorteile. Die eingangs erwähnte Auffassung, dass mit dem Inkaufnehmen eines Anstiegs der Fallzahlen mehr Freiheiten einhergehen, ist, was die Krankheitsdynamik angeht, ein Missverständnis. Ob die Stabilisierung durch Kontakteinschränkung auf hohem oder niedrigem Niveau durchgeführt wird, ist eine Entscheidung, die eine Gesellschaft treffen kann und bewusst treffen sollte. Die Sterblichkeit ist derart hoch, dass hohe Inzidenzen, ohne Impfstoff, nicht zu einem relevanten Aufbau der Herdenimmunität beitragen. Für die Gesellschaft, Wirtschaft und natürlich die Gesundheit haben hohe Fallzahlen also keinerlei Vorteile.

Ich möchte noch einmal kurz zusammenfassen: Wir haben am Anfang die Effektivität der Maßnahmen besprochen. Wir haben hergeleitet, dass Testen und Kontaktnachverfolgung deutlich zur Eindämmung beitragen oder alternativ Freiheit in anderen Bereichen ermöglichen, vor allem solange die Inzidenz niedrig ist und die Ausbrüche also lokal eingedämmt werden können, bevor sie außer Kontrolle geraten. Der Fortschritt des Impfens bestimmt die Öffnungsschritte unter diesen verschiedenen Strategien, ganz gleich, ob man bei niedrigen oder hohen Fallzahlen öffnet. Die Freiheit wird gleichartig zunehmen, und wir als Gesellschaft müssen entscheiden, ob die Fallzahlen, und damit die Krankheitslast in der Gesellschaft, niedrig oder hoch sein sollen.

Abschließend möchte ich ganz besonders meiner großartigen Arbeitsgruppe danken, die sich zusammen mit mir seit Monaten in diese sehr intensive Arbeit gestürzt hat, und freue mich auf die folgende Diskussion.

ABBILDUNGSVERZEICHNIS

Abb. 1 und 3: J. Dehning et al., Inferring change points in the spread of COVID-19 reveals the effectiveness of interventions, Science 369, eabb9789 (2020). DOI: 10.1126/science.abb9789.

Abb. 2: J. Dehning et al., Model-based and model-free characterization of epidemic outbreaks, medRxiv (2020). DOI: 10.1101/2020.09.16.20187484.

Abb. 4: Originalveröffentlichung: S. Contreras et al., The challenges of containing SARS-CoV-2 via test-trace-and-isolate, Nat Commun 12, 378 (2021). DOI: 10.1038/s41467-020-20699-8.

(Deutschsprachige Version online unter: https://www.ds.mpg.de/3645526/news_publication_15409248_transferred – Letzter Aufruf: 30. Juni 2022).

Abb. 5: S. Bauer et al., Relaxing restrictions at the pace of vaccination increases freedom and guards against further COVID-19 waves, PLoS Comput Biol 17 (9), e1009288 (2021). DOI: 10.1371/journal.pcbi.1009288.

WEITERE QUELLEN

J. M. Brauner et al., Inferring the effectiveness of government interventions against COVID-19, Science 371, eabd93382020 (2020). DOI: 10.1126/science.abd93382020.

S. Contreras et al., Low case numbers enable long-term stable pandemic control without lockdowns, Science Advances 7, 41 (2021). DOI: 10.1126/sciadv.abg2243.

VIOLA PRIESEMANN

Derzeitige Position

- Gruppenleiterin am Max-Planck-Institut für Dynamik und Selbstorganisation in Göttingen

Arbeitsschwerpunkte

- Modellierung komplexer Systeme, Ausbreitungsprozesse, Selbstorganisation und Informationsverarbeitung in lebenden und künstlichen Netzwerken; Quantifizierung von Maßnahmen betreffend der COVID-19-Pandemie, Interaktion zwischen Pandemie und Infodemie

Werdegang

Seit 2021	Mitglied im COVID-19-Expert/inn/engremium der deutschen Bundesregierung
Seit 2021	Mitglied der Jungen Akademie an der Nationalen Akademie der Wissenschaften Leopoldina
2021	Wissenschaftspreis Niedersachsen
2021	Dannie-Heineman-Preis der Akademie der Wissenschaften zu Göttingen
2020 & 2021	Rufe auf W3-Professuren der Physik in Heidelberg und in Göttingen
Seit 2020	Mitglied des Exzellenzclusters „Multiscale Bioimaging“
Seit 2017	Gruppenleiterin am MPI für Dynamik und Selbstorganisation in Göttingen
2014–2016	Bernstein Fellow am Bernstein Zentrum für Computational Neuroscience in Göttingen
2015	Forschungsaufenthalt an der Technischen Universität Israel (Technion) in Haifa, gefördert von der Deutschen Technion-Gesellschaft
2013–2014	Postdoc am MPI für Dynamik und Selbstorganisation in Göttingen

Ausbildung

09/2013	Promotion zum Dr. phil. nat. der Physik
2009–2013	Forschungsprojekte am California Institute of Technology in Los Angeles, der École normale supérieure in Paris und dem Max-Planck-Institut für Hirnforschung in Frankfurt
2001–2008	Studium der Physik an der Technischen Universität Darmstadt sowie der Universidade Nova in Lissabon (Diplom an der TU Darmstadt)

Weitere Informationen zur Autorin finden Sie unter:
www.viola-priesemann.de

EINSCHÄTZUNGEN ZUR WISSENSCHAFTSKOMMUNIKATION IN DER KRISE AUS POLITOLOGISCHER PERSPEKTIVE

BARBARA PRAINSACK

Wir haben von Florian Krammer und Viola Priesemann bereits einiges zur Frage gehört, was die Wissenschaft in der Corona-Pandemie leisten kann. Wir haben alle bestimmte Vorstellungen davon, wie dieses Dreieck aus Wissenschaft, Öffentlichkeit und Politik heute aussieht und wie es am besten gestaltet sein sollte.

Florian Krammer hat zu Recht betont, wie wichtig gerade Twitter für Wissenschaft und Journalismus ist. Bei der Vorbereitung für meinen Vortrag bin ich auf folgenden Tweet gestoßen: „Ich hasse es“, twittert der Verfasser über die Vereinigten Staaten, „dass man, wenn man über Wissenschaft spricht, immer gleich über Politik spricht.“ Dieser Tweet war durchaus populär und bekam zahlreiche Likes. Zweierlei Reaktionen darauf sind möglich:

Die erste Reaktion muss gerade eine Politologin, aber auch andere Menschen, die sich mit der Schnittstelle von Wissenschaft und Politik beschäftigt haben, erstaunen. Versteht man unter Politik alle Maßnahmen, die sich auf die Lenkung und Regulierung von Gesellschaften, von Staaten beziehen, dann war die Verbindung zwischen Politik und Wissenschaft stets eine enge. Politik regelt und betrifft ja auch die Rolle der Wissenschaften im und für den Staat. Prioritäten werden ausverhandelt. Was ist uns als Gesellschaft wichtig? Das wird idealerweise demokratisch ausverhandelt – zum Beispiel, wie viele öffentliche Gelder in welche Forschung fließen. Politik und Staat tragen auch zur Wissenschaft bei, indem sie die Ausbildung von Forscher/inne/n regulieren und mitfinanzieren. Trennen wir die Wissenschaft vollkommen vom Staat, von der Politik, dann könnten bestimmte demokratische Werte verloren gehen. Natürlich kann auch das Gegenteil der Fall sein. Es gibt leider gerade in unserer geographischen Nähe Demokratien, in denen Wissenschaftler/innen unter Druck gesetzt werden. Die Wissenschaftsfreiheit wird dort eingeschränkt. In einer gut funktionierenden Demokratie brauchen wir die Politik, um die Freiheit der Wissenschaft aktiv zu schützen. Das ist auch im Hinblick auf die Tendenz interessant, dass es global gesehen mehr und mehr private Akteur/innen gibt, die in der Forschung den Ton angeben. Private Philanthropien, die nicht demokratisch legitimiert sind, die niemandem Rechenschaft schuldig sind, die Schwerpunkte setzen, was beforscht wird, und wo Wissenschaftler/innen an Universitäten sich um Förderungen bewerben. Ich meine damit nicht alteingesessene Institutionen wie den Wellcome Trust, sondern neuere Stiftungen, die zum Teil von Technologiekonzernen gegründet wurden. Diese Tendenz schafft ein demokratisches Defizit. Natürlich könnte man sagen, der Verfasser dieses zuvor genannten Tweets habe es so nicht gemeint: Er habe nicht über die Rolle der Politik zum Schutz der Unabhängigkeit der Wissenschaft gesprochen, sondern darüber – Florian Krammer hat es bereits angesprochen –, dass Gespräche über Wissenschaft vielerorts zum Teil zu Weltanschauungsdeklarationen geworden sind. Sie sind zu Parteipolitik geworden. Eine Statistik dazu sehen Sie in Abbildung 1.

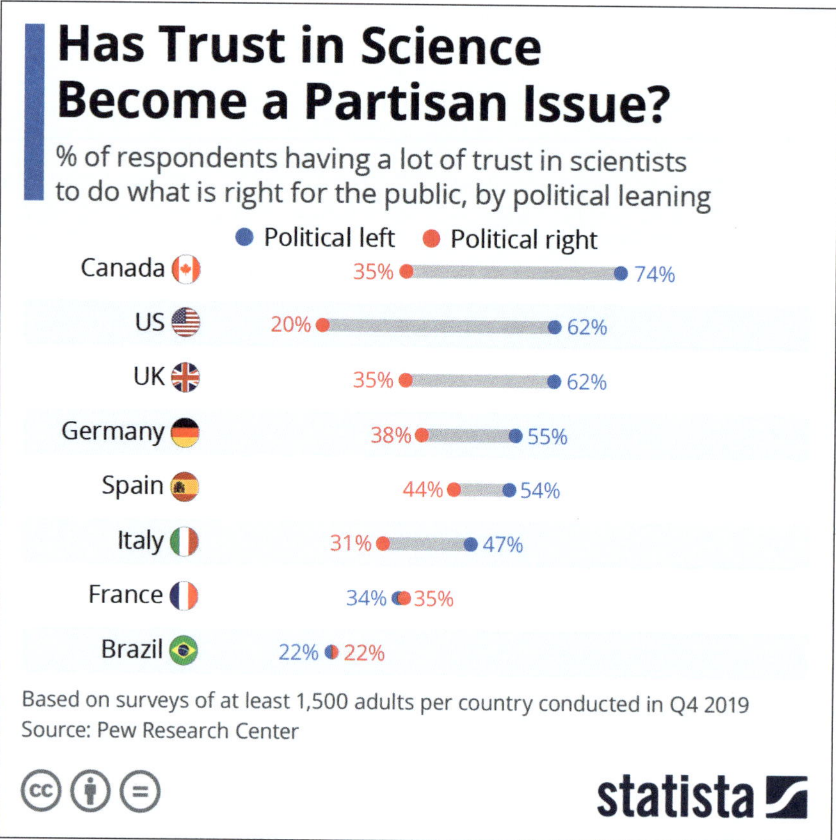

Abb. 1: Vertrauen in die Wissenschaft und politische Orientierung
© Statista/CC BY-ND 4.0

Ich werde nicht auf die genauen Daten eingehen; es geht mir lediglich darum, zu zeigen, dass das Vertrauen, dass Wissenschaftler/innen etwas Gutes für die Gesellschaft tun, anscheinend (in der reichen Welt) zunehmend daran geknüpft ist, ob jemand, verkürzt gesagt, links oder rechts wählt. Denken Sie an den Mund-Nasen-Schutz. Mir hat kürzlich jemand erzählt: „Wenn ich jemanden in der U-Bahn sehe, der keine Maske trägt, weiß ich, das ist ein/e FPÖler/in.“ Es geht bei diesem Beispiel nicht um die spezifische parteipolitische Zuschreibung, sondern darum, dass das Tragen oder Nichttragen einer Maske zu einem politischen Statement wird. Man kann sich über wissenschaftliche Evidenz zur Effektivität des Maskentragens zum Schutz vor Infektionen nicht mehr unterhalten, ohne diese parteipolitische Ebene völlig auszublenden. Das meint der Verfasser dieses Tweets.

Wie kam es dazu? Wir müssen aufpassen, dass wir nicht alles der Corona-Krise zuschreiben, was uns an der Situation stört – auch wenn es gerade in der Pandemie wesentliche Veränderungen gab. Lassen Sie uns zunächst den Blick zurückrichten. Historisch gesehen waren die Kontroversen um die Klimawissenschaften ein Wendepunkt. Teilweise, das wird immer wieder argumentiert, ist dies damit zu begründen, dass in einem wirtschafts- und wissenschaftsmächtigen Land wie den Vereinigten Staaten eine beträchtliche Anzahl von Menschen der Wissenschaft gegenüber große Vorbehalte hat. Bestimmte religiöse Gruppierungen – insbesondere evangelikale christliche Communitys – lehnen Wissenschaft ab, weil sie sagt, dass es Evolution gibt. Daher kommt es, dass gerade evangelikale Communitys nicht im Sinne der Erhaltung von Gottes Schöpfung, sondern gegen die Evidenz argumentieren, dass Klimawandel menschengemacht ist. „Wissenschaft mag Evolution, daher mögen wir keine Wissenschaft.“ Diese Auffassung wird hierzulande nicht oder nicht so stark vertreten. Aber was sich daraus ergeben hat, ist etwas, was auch bei uns deutlich zu finden ist. Ich nenne es den Tribunalcharakter der wissenschaftlichen Debatten in den Medien. Was meine ich damit? Es wird heutzutage häufig ein Dafür und ein Dagegen gesucht. In bestimmten Medien werden häufig zwei Personen, zwei Positionen gegenübergestellt und in der Mitte steht die Moderatorin, gewissermaßen als Richterin. Man suggeriert damit, dass beide Positionen gleichwertig sind – ein Phänomen, das auch als *false balance*, also falsche Ausgewogenheit, bezeichnet wird. Auch ein anderes Konzept ist hier relevant, eines aus meiner eigenen Disziplin, der Politikwissenschaft. Das sogenannte *Overton window* zeigt jene politischen

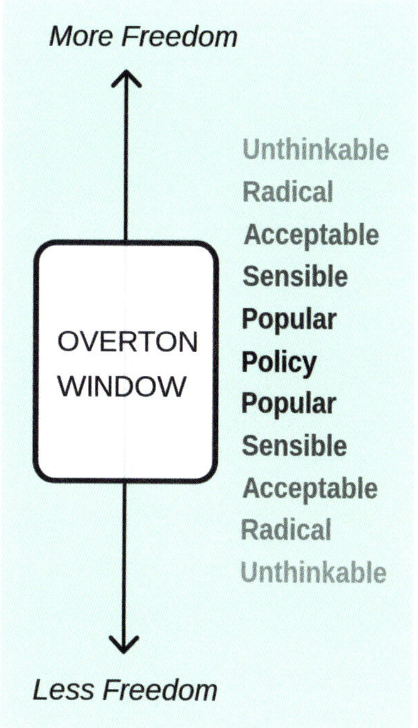

Abb. 2: Overton window
© Hydrargyrum/CC BY-SA 2.0/via Wikimedia Commons

Instrumente und Lösungen, welche den meisten Menschen in einem Land als plausibel erscheinen. Sie sehen das in der Grafik in Abbildung 2. Es geht beispielsweise um eine Lösung für die Klimakrise, für die Pandemie, für den Umgang mit Bildung. In jedem Politikbereich gelten bestimmte Lösungen als plausibel. Gibt man Extrempositionen sehr viel Raum, so verschiebt sich das Overton-Fenster. Ein klassisches Beispiel ist Donald Trump. Sagt jemand etwas völlig Absurdes, beispielsweise, man müsse Desinfektionsmittel trinken, um sich vor COVID-19 zu schützen, dann verschiebt sich das Fenster, und Positionen, die nur halb so verrückt sind, erscheinen weniger extrem. Die Klimakrise bzw. die Klimawissenschaften haben hierfür den Weg bereitet.

Einen weiteren Punkt haben bereits meine Vorredner/innen angesprochen: Informations- und Kommunikationstechnologien im weitesten Sinne haben sich verändert. Früher fand Wissenschaft im akademischen Raum statt. Menschen außerhalb der Wissenschaft hatten damit wenig oder keinen Kontakt. Heute kann man auf Wissenschaft anders „zugreifen". Viele Wissenschaftler/innen sind auf Twitter und sozialen Medien aktiv. Sie nehmen am öffentlichen Diskurs teil wie andere auch. In den Reaktionen auf ihre Äußerungen werden manchmal Informationen mit Expertise vermischt. Manche Menschen meinen, Information darüber, ob Masken wirken, wie sich das Virus verbreitet, kann man auch googeln; dafür braucht man keine Expert/inn/en. Dass aber Expert/inn/en neben ihrer Ausbildung meist auch langjährige Erfahrung damit haben, wie Dinge wirken, wie sich Dinge entwickeln, wie die zugrunde liegenden Dynamiken gestaltet sind, das vergisst man dabei.

Wir beobachten gerade, dass die COVID-19-Pandemie das Verhältnis zwischen Wissenschaft, Öffentlichkeit und Politik sehr schnell und sehr stark verändert. Früher berichteten die Massenmedien am Ende eines langen Prozesses der Forschung von den Ergebnissen. Ein neuer Mechanismus wurde entdeckt oder ein neues Medikament entwickelt. Am Ende dieser Pipeline stand die Pressekonferenz. Der/die Wissenschaftler/in berichtete und erklärte. Damit wurde gesichertes Wissen vermittelt, das eventuell erst viele Jahre später wieder modifiziert wurde, wenn es neue Evidenz und neue Durchbrüche gab. Im Gegensatz dazu sieht man heute den Wissenschaftler/inne/n beim Denken und Sprechen zu. Heute entspricht das in bestimmten Bereichen mehr oder weniger einer Wissenschafts-Reality-Show. Das heißt, was die Menschen heute sehen, ist, wie Wissenschaft „in Echtzeit" funktioniert: Man zeigt Daten, man sagt dazu, dass diese Daten nicht vollständig überprüft und gesichert sind, aber die besten Daten, die zum jeweiligen Zeitpunkt vorhanden sind. Die einen interpretieren diese Daten auf eine Weise, die anderen auf eine andere und wir unterhalten uns darüber – so findet Wissenschaft statt. Es wurde für die Öffentlichkeit sichtbar, dass die Wissenschaft nicht nur Sicherheit und Gewissheit kommuniziert.

Man könnte nun sagen: „So ist die Wissenschaft eben." Das Problem dabei betrifft etwas, was wir in unseren sozialwissenschaftlichen Studien an der Uni Wien sehen, wo wir seit März 2020 sowohl in einer qualitativen als auch in einer repräsentativen Studie in Österreich lebende Menschen zu allen Bereichen der Corona-Pandemie befragen – wie es ihnen mit den Maßnahmen geht, wie sich ihr Einkommen oder ihre Arbeit verändert hat. Das Bedürfnis nach Sicherheit und Gewissheit ist hoch, und das etablierte Verhältnis zwischen Bürger/in und Autoritäten ist durchbrochen. Sie erinnern sich: Von einer Woche auf die andere wurden Routinen unterbrochen und der Staat oder andere Behörden und Autoritäten schrieben den Büger/inne/n vor, wie sie sich verhalten sollten. Aber viele wussten nicht, wie sie diese Regeln in ihrem eigenen Leben umsetzen sollten. In unseren Daten ist das sehr deutlich zu sehen: Die Menschen mussten diese Interpretationsarbeit selbst tun. „Wann ist denn jemand K1? Wie setze ich das um in meiner Gruppe, in meiner Firma?" Die Unsicherheit war groß und die Politik hat diese Erwartung nicht erfüllt und konnte sie auch zum Teil nicht erfüllen – aber die Wissenschaft eben auch nicht. Viele Menschen suchten Orientierung in der Wissenschaft. Sehr viele unserer Studienteilnehmer/innen meinten: „Dass die Politiker/innen das nicht können, das wissen wir schon. Aber die Wissenschaftler/innen streiten sich ja auch. Jeder sagt etwas anderes." Es entstand ein Vertrauens-, Gewissheits- und Sicherheitsdefizit.

Eine Ursache dafür war, in manchen Ländern mehr als in anderen, dass bei Pressekonferenzen der Politik auch Wissenschaftler/innen auftraten. Das wirkte sich nicht nur positiv auf die Glaubwürdigkeit der Wissenschaft aus, weil sie von manchen Menschen als Sprachrohr der Politik wahrgenommen wurde. Auch das zeigen unsere empirischen Daten.

Was die Wissenschaft nicht anbieten kann, sind „wasserdichte" und einfache Geschichten. Wenn sie solche Geschichten erzählen könnte, wäre es auch keine Wissenschaft. Die Wissenschaft macht Aussagen über die Welt auf der Basis von Evidenz, die repliziert, getestet, bestätigt oder falsifiziert werden kann. Hier kann Wissenschaft nicht ersetzt werden.

Wie kommen wir nun aus diesem Dilemma, aus der Vertrauenskrise und aus der Hyperpolitisierung, aus der Tagespolitisierung der Wissenschaft wieder hinaus? Wie sollen sich Wissenschaftler/innen verhalten? Ein wichtiger Punkt, und das gilt auch für die sogenannten Verschwörungsmythen, ist: Wenn wir Falschinformationen, Fehlinformationen etwas entgegenhalten wollen, müssen wir Unsicherheiten reduzieren. Sogenannte homogenisierende Interpretationen, also Interpretationen, die alles auf einen Bösewicht herunterbrechen (der beispielsweise Chips implantiert oder Ähnliches), sind häufig Reaktionen auf Unsicherheiten, mit denen Menschen nicht umgehen können. Man kann diesen Unsicherheiten natürlich nicht entgegentreten, indem man behauptet, in fünf Monaten sei die Pandemie vorbei oder es würde im September ganz sicher wieder einen Lockdown geben. Diese Sicherheit haben wir nicht. Aber wir können Unsicherheiten an anderen Stellen reduzieren und hier kommt der Auftrag an die Politik ins Spiel, ökonomische, wirtschaftliche, soziale Unsicherheiten, Unsicherheiten über psychologische Betreuung zu reduzieren.

Hier spielt auch ein intuitiver Aspekt eine Rolle. Wenn Menschen positive Erfahrungen mit Institutionen machen, dann vertrauen sie Institutionen. Wenn Menschen darauf vertrauen, dass sie von Institutionen unterstützt werden, vertrauen sie diesen Institutionen.

In einer ähnlichen Debatte wie unserer heutigen habe ich folgenden Satz gehört: „It's not only the virus. We need to control the people, and we don't know how to do that." Auch Viola Priesemann sagte uns, Modelle könnten nicht annehmen, dass Menschen wie Roboter reagieren, oder wie Automaten, die man mit Informationen füttert und dann verhalten sich rational und sind brav. Menschen – wir wissen das aus unserer empirischen Forschung – halten sich nicht an Regeln, wenn sie diese nicht als fair, effektiv und konsistent wahrnehmen. Soziale und ökonomische Faktoren spielen hier eine große Rolle; manchmal können sich Menschen nämlich einfach nicht an die Regeln halten. Genau aus diesem Grund bzw. weil man menschliches Verhalten und die Faktoren, die es formen, nicht so leicht „berechnen" kann, ist eine multi- und interdisziplinäre Zusammenarbeit entscheidend. Sehen wir uns jedoch die Praxis im Wissenschaftsbetrieb an, wer befördert wird, wer die Jobs bekommt, dann sind das in den seltensten Fällen interdisziplinäre Forscher/innen. In der Praxis wird man für Interdisziplinarität bestraft. Das muss sich ändern – und hier sind auch Forschungsförderungsorganisationen gefordert. Vieles ist in dieser Zeit neu entstanden, beispielsweise neue Kooperationen – und diese gilt es zu erhalten. Und es muss Förderinstrumente geben, um diese inter- und multidisziplinären Zusammenarbeitsformen verstetigen zu können.

Schließlich muss auch die Kommunikation von Wissenschaftler/inne/n mit der Öffentlichkeit gefördert werden. Auch hier liegt vieles im Argen. Es gibt viele junge Wissenschaftler/innen in prekären Beschäftigungsverhältnissen, die gerne mehr öffentlich kommunizieren würden, aber sich nicht trauen. Denn wenn etwas schiefgeht, werden sie von ihrer Institution allein gelassen. Sie werden zwar ermutigt, auf Twitter, Facebook und in sozialen Medien aktiv zu sein, aber wenn etwas passiert, müssen sie sich Sorgen um ihre Karriere machen. Kritik an wissenschaftlichen Positionen ist natürlich gerechtfertigt, aber sehr häufig wird es untergriffig und persönlich. Manche werden sogar bedroht. In solchen Situationen müssen die Institutionen, die solches mediale Engagement von ihren Wissenschaftler/innen verlangen, diese auch unterstützen.

Ich komme zu meinem vorletzten Punkt: Wir brauchen mehr Evidenz, die nicht nur das einschließt, was bereits in quantifizierter Form vorhanden ist. Erfahrungswissen muss erfasst werden. Dies betrifft auch den Punkt der Interdisziplinarität – ein Plan für Long COVID muss dringend erarbeitet werden. Hier ist eine Form von Wissenschaft, die Interdisziplinarität miteinschließt, dringend erforderlich.

Mein letzter Punkt betrifft Ungleichheiten: Wir sitzen, entgegen dem, was viele Menschen sagen, eben nicht im selben Boot. Wir sind vielleicht im selben Sturm, aber manche von uns sitzen auf einer schönen Jacht und andere haben nur ein Paddel. Diesen politischen – nicht parteipolitischen – Anspruch zu wahren, dazu beizutragen, die Welt zu einem besseren Ort für alle zu machen, muss in meinen Augen ein wichtiges Bestreben der Wissenschaft sein und bleiben.

BARBARA PRAINSACK

Derzeitige Position

- Professorin für Vergleichende Politikfeldanalyse am Institut für Politikwissenschaft der Universität Wien
- Vorsitzende der Europäischen Gruppe für Ethik der Naturwissenschaften und der Neuen Technologien

Arbeitsschwerpunkte

- Medizin- und Gesundheitspolitik; Praktiken, Institutionen und Politik der Solidarität; politische, soziale und ethische Aspekte der personalisierten Medizin; datenintensive Medizin und Forschung; Regulierung von DNA-basierten Technologien (Medizin und Forensik); vergleichende Forschungs- und Technologiepolitik

Werdegang

2013–2017	Professorin am Department of Global Health & Social Medicine des King's College London
2011–2012	Professorin für Soziologie und Politik der Biowissenschaften an der Brunel University London
2010	Gastdozentin im Fachbereich Gesellschaftswissenschaften an der Goethe-Universität Frankfurt am Main
2007–2011	Senior Lecturer und später Reader (Associate Professor) am Centre for Biomedicine & Society des King's College London
Herbst 2006	Gastforscherin am ESRC Centre for Economic and Social Aspects of Genomics der Universität Cardiff in Wales
Okt. 2005	Gastprofessorin am Institute of International Studies der Ramkamhaeng-Universität in Bangkok
2005–2007	Postdoc am Institut für Politikwissenschaft der Universität Wien
2002	Gastaufenthalt an der Universität von Kalifornien in San Francisco

Ausbildung

2004	Promotion zur Dr. phil. in Politikwissenschaft an der Universität Wien (Dissertationspreis der Österreichischen Gesellschaft für Politikwissenschaft, ÖGPW)
1994–2004	Studium der Politikwissenschaft an der Universität Wien

Weitere Informationen zur Autorin finden Sie unter:
https://politikwissenschaft.univie.ac.at/ueber-uns/mitarbeiterinnen/prainsack

WISSENSCHAFT UND POLITIK IN DER CORONA-KRISE

ALEXANDER BOGNER

AKADEMIEN UND IHRE PREISFRAGEN

Die Österreichische Akademie der Wissenschaften hat im Sommer 2020, nur wenige Monate nach dem ersten Lockdown, öffentlich die Frage ausgeschrieben, was denn eigentlich die Wissenschaft in der Corona-Pandemie leisten könne. Alle Interessierten wurden dazu aufgerufen, ihre Antworten in Essayform einzureichen. Damit führte die ÖAW eine Tradition fort, die schon im 18. und 19. Jahrhundert eine Blütezeit erlebt hatte.

Renommierte Gelehrtengesellschaften wie die Royal Society in London, die Académie française in Paris oder die Königlich Preußische Akademie der Wissenschaften in Berlin adressierten damals Fragen, die oft sehr grundsätzlicher Natur waren, an eine ungefilterte Öffentlichkeit. Die berühmt gewordenen Antworten stammten von Gelehrten wie Herder, der auf Anregung der Berliner Akademie der Wissenschaften über den Ursprung der Sprache philosophierte, oder Schopenhauer, der mit seiner *Preisschrift über die Freiheit des Willens* auf eine Ausschreibung der Königlich Norwegischen Sozietät der Wissenschaften reagierte. Im Zuge des Größenwachstums und einer zunehmenden Ausdifferenzierung des Wissenschaftssystems verlor sich diese Tradition der Preisfragen im Laufe des 20. Jahrhunderts. Bereits 2018 hat die ÖAW mit einer ersten Preisfrage an diese Tradition angeschlossen.

In Anlehnung an die Preisfrage, die die ÖAW während der Corona-Pandemie im letzten Jahr ausgeschrieben hat, wollen wir nun im Rahmen dieses Symposiums Nutzen und Grenzen der Wissenschaft diskutieren. Dabei soll es um drei Bereiche gehen: Forschung, Politikberatung und Wissenschaftskommunikation. Ich verweise noch einmal auf die bereits eingangs erwähnten zentralen Fragenstellungen der Veranstaltung:

1) Welche Forschungsleistungen sind für die Bewältigung der Krise wichtig?
2) Was kann die Wissenschaft in der Politikberatung leisten?
3) In welcher Form sollte die Wissenschaft den Kontakt mit der Öffentlichkeit suchen?

Ich möchte mich im Folgenden auf den zweiten Punkt, also das Thema Politikberatung, konzentrieren.

STERNSTUNDE DER WISSENSCHAFT

Die Corona-Krise war und ist eine Sternstunde für die Wissenschaft, und dies in mehrfacher Hinsicht. Zum einen führte uns das Coronavirus vor Augen, dass wir viele Gefährdungen ohne die Wissenschaft gar nicht erkennen, erklären und wirkungsvoll behandeln können. Ohne die moderne Wissenschaft wäre das Coronavirus für uns gar kein Virus, sondern eine dunkle Heimsuchung des Schicksals. Ohne die Wissenschaft gäbe es außerdem wenig begründete Hoffnung auf Heilung.

Auch im Hinblick auf den politischen Umgang mit COVID-19 offenbarte sich die große Abhängigkeit der Gesellschaft von wissenschaftlicher Expertise. Der hilfesuchende Blick der vom Virus überraschten Politik richtete sich im Frühjahr 2020 sofort auf Virologie und Epidemiologie. Die maßgeblichen Statements, Interviews und Podcasts kamen von den Virolog/inn/en, die in der Krise fast schon als Popstars gehandelt wurden. Die Namen von Anthony Fauci (USA), Anders Tegnell (Schweden) oder Christian Drosten (Deutschland) waren in den internationalen Medien allgegenwärtig. Die Politik richtete ihre Strategien an den Warnungen der Expert/inn/en aus.

Dies ließ im Feuilleton immer wieder einmal den Verdacht aufkommen, dass im Zuge der Pandemie die Stunde der Gesundheitstechnokrat/inn/en gekommen sei. Plakative Warnungen vor der Expertokratie hatten (und haben) Konjunktur, gerade im Kontext der im Lockdown vollzogenen Freiheitsbeschränkungen. Andere Stimmen kritisierten, dass sich die Wissenschaft aufgrund ihrer Vielstimmigkeit politisch beliebig instrumentalisieren lasse bzw. dass die Politik mit Hinweis auf die Lernerfordernisse der Wissenschaft wichtige Maßnahmen unterlasse.

Aus dieser nur skizzenhaft angedeuteten Konfliktlage wird bereits deutlich, dass im Zuge der Corona-Pandemie auch um das richtige Verhältnis zwischen beratender Wissenschaft und abwägender Politik gerungen wird. In welcher Form sollte sich die Politik auf die Wissenschaft einlassen – und was hat die Wissenschaft der Politik zu bieten? Meine Anregungen für die im Anschluss an diese kurze Vortragsreihe stattfindende Diskussion möchte ich spiegelstrichartig folgendermaßen zusammenfassen:

1) Politik soll der Wissenschaft folgen, ohne sich ihr zu unterwerfen.
2) Expert/inn/endissens ist kein Manko, sondern politisch produktiv.
3) Politikberatung in Krisenzeiten muss inter- und transdisziplinär sein.

Ich möchte gleich mit dem ersten Punkt beginnen:

„FOLLOW THE SCIENCE“?

Als im April 2021 die dritte Corona-Welle drohte, forderten viele, die Politik solle endlich konsequent der Wissenschaft folgen. Die Kolumnistin bei *Der Spiegel* Margarete Stokowski schrieb damals in eindringlichem Stakkato: „Hört. Auf. Die. Wissenschaft.“ Klingt ja auch vernünftig und sympathisch: „Follow the science“ – wem sollten wir denn sonst folgen?

Doch ganz so einfach ist es nicht, denn solche Parolen unterstellen, dass es auf typisch politische Streitfragen (wie zum Beispiel: „Brauchen wir härtere Maßnahmen?“) wissenschaftlich richtige, also quasi wert- und ideologiefreie Antworten gibt. Doch alle noch so exakten Zahlen, Daten und Prognosen, darauf hat schon der Soziologe Max Weber hingewiesen, entbinden uns nicht von der Pflicht zur Entscheidung. Im wissenschaftlichen Faktum steckt kein politisches Handlungsprogramm.

Nehmen wir das Beispiel des Klimawandels: Alle noch so präzisen Modellierungen, Simulationen und Voraussagen über die globale Erwärmung und damit zusammenhängende Katastrophen nehmen noch keine politische Entscheidung vorweg, beziehungsweise: Die wissenschaftliche Klima-Expertise nimmt faktisch nur dann eine politische Entscheidung vorweg, wenn in der Gesellschaft ein weitgehender Wertekonsens darüber herrscht, dass wir den von den Expert/inn/en ausgemalten Klima-Notstand verhindern wollen und deshalb bereit sind, uns einzuschränken. Kurzum, erst bei weitgehendem Konsens ergibt sich aus wissenschaftlicher Expertise so etwas wie ein politischer Sachzwang. Dieser Wertekonsens fehlt aber oft.

Dies wurde auch im Verlauf der Corona-Pandemie deutlich. Zunächst, unter dem Eindruck der alarmierenden Bilder aus der Lombardei, herrschte weitgehender Wertekonsens. Der Gesundheitsschutz hatte oberste Priorität. Die kollektive Opferbereitschaft quer durch alle Bevölkerungsschichten sorgte dafür, dass kein grundsätzlicher Dissens in Bezug auf das übergeordnete Handlungsziel der Politik entstand, nämlich eine Überlastung des Gesundheitssystems (und damit eine Priorisierung medizinischer Hilfsmaßnahmen) zu verhindern. Doch bald entwickelte sich eine Grundsatzkontroverse um die Verhältnismäßigkeit der politischen Maßnahmen. Unter dem Eindruck der wirtschaftlichen Talfahrt im ersten Lockdown kamen zuerst ökonomische Fragen auf die Agenda, bald wurde auch über psychosoziale Belastungen (Homeschooling, Homeoffice) und bildungspolitische Fragen diskutiert. Es wurde deutlich, dass Corona ein vielschichtiges Problem mit ökonomischen, rechtlichen, psychosozialen und politischen Facetten darstellt, das man nicht allein im Rekurs auf medizinisches Fachwissen lösen kann. In einer solchen Situation greift der Hinweis, die Politik solle der Wissenschaft folgen, erkennbar zu kurz. Denn es wird deutlich, dass die Politik unter Berücksichtigung all dieser Aspekte und Folgen Entscheidungen treffen muss, die notwendigerweise Wertentscheidungen sein werden.

DEN EXPERT/INN/ENDISSENS POLITISCH PRODUKTIV MACHEN

Expert/inn/endissens ist, wie gesagt, nicht automatisch ein Manko für die Politik, sondern vielmehr produktiv. Was soll das heißen? Zunächst: Widerspruch und Dissens sind in der Wissenschaft normal, ja für den wissenschaftlichen Fortschritt konstitutiv. So hat es schon Karl Popper formuliert. Wer geltende Wahrheitsansprüche nicht mehr hinterfragt, steigt aus dem Spiel der Wissenschaft aus. Auch in der Corona-Krise wird ausgiebig gestritten: über die richtige Interpretation der verfügbaren Zahlen, Daten und Studien, über die Vorläufigkeiten und Ungewissheiten des verfügbaren Wissens oder auch über die richtigen Schlussfolgerungen aus den vorliegenden Modellrechnungen. Wirklich problematisch wird Dissens erst dann, wenn er forschungsfeldspezifische Standards (Paradigmen) oder sogar gesicherte wissenschaftliche Erkenntnisse (Fakten) infrage stellt. Ein Beispiel dafür liefert jene globale Leugner/innenbewegung *(science denialism),* die mit Blick auf Klima, Corona oder das Impfen grundlegende wissenschaftliche Einsichten bekämpft. Öffentliche Sichtbarkeit erreicht diese Bewegung deswegen, weil sie mittels ihrer Wissenspolitik allgemein als hochrangig anerkannte Werte in Gefahr bringt (z. B. Gesundheit oder Demokratie). Dieser Dissens wird dementsprechend als (illegitime) Dissidenz wahrgenommen.

Auch wenn die Corona-Pandemie die Sichtbarkeit von Verschwörungstheorien gesteigert hat, an politischer Relevanz haben sie nicht gewonnen, jedenfalls nicht hierzulande. So tritt Dissens in erster Linie als Expert/inn/endissens in Erscheinung, und dieser Expert/inn/endissens resultiert natürlich nicht zuletzt aus der Verschiedenartigkeit oder auch Widersprüchlichkeit (sub-)disziplinärer Perspektiven. Wir haben das ja alle erlebt: Während Fachleute aus der Virologie mit Blick auf die Inzidenzen einen nächsten Lockdown begrüßten, warnten viele Ökonom/inn/en davor. Während die Medizin auf die Ansteckungsfähigkeit auch junger Menschen hinwies, warnte die Bildungsforschung vor weiterem Digitalunterricht – und so weiter.

Der Expert/inn/endissens (innerhalb und zwischen den Disziplinen) macht deutlich, dass letztlich die Politik entscheiden muss. Das ist eigentlich eine gute Nachricht. Denn eine Wissenschaft, die mittels der Vielstimmigkeit ihrer Perspektiven und politischen Handlungsempfehlungen öffentlichkeitswirksam unterstreicht, dass die Politik am Ende des Tages Wertentscheidungen treffen muss, leistet *mehr* für ihre Gesellschaft als eine, die so tut, als ließen sich politische Abwägungsprozesse durch Wissenschaft ersetzen. Natürlich: Politik soll auf Fakten und wissenschaftlichen Erkenntnissen basieren. Doch eine Politik, die sich der Macht der Evidenz unterwirft, macht sich überflüssig.

WIE SOLLTE POLITIKBERATUNG ORGANISIERT SEIN?

In der Corona-Pandemie ist die Politikberatung selbst zum Politikum geworden. Bemängelt wurde einiges, zum Beispiel, dass intransparent blieb, wer im Vorfeld nationaler Regierungsgipfel als Expert/in geladen wurde oder welche Stellungnahmen aus der Wissenschaft in welcher Form in die politischen Überlegungen eingeflossen sind. Manchmal schien es, als würde die Politik nur jene Stimmen berücksichtigen, die zu ihren vorgefassten Zielen passten. Wie sollte Politikberatung organisiert sein, um angemessen auf Krisen reagieren zu können?

Akute Krisen brauchen schnelle und klare Entscheidungen seitens der Politik. Dieser Anforderung entspricht das Modell einer Task-Force. Sie hilft bei der kurzfristigen Bewältigung eines Notstands; sie ist auf die wissenschaftlich-technische Bewältigung der Krise ausgerichtet. Im Fall von Corona waren in den Expert/inn/engremien in fachlicher Hinsicht darum vor allem Medizin, Virologie und Epidemiologie vertreten.

Chronische Krisen formulieren neue Anforderungen an Politikberatung. Das „Ein-Kammer-Modell" (Task-Force) entspricht nicht der Komplexität des Problems, sobald eine Krise chronisch wird. Denn wie der Corona-Fall zeigt: Ein rein medizinisches Problem-Framing (mit dem Gesundheitsschutz als absolute Priorität) wird hinterfragt, sobald eine Situation, die als Notstand empfunden wird, überwunden scheint. Sobald Debatten über die Verhältnismäßigkeit der politischen Maßnahmen ausbrechen, erweitert sich zwangsläufig der Kreis relevanter Expertise. Neben Medizin, Komplexitätsforschung und Virologie sind dann vor allem auch die Geistes- und Sozialwissenschaften von Belang, etwa die Ökonomie, die Soziologie, die Technikfolgen-Abschätzung, die

Ethik oder die Bildungsforschung.
Und über die Wissenschaft hinaus sollten natürlich auch die Stimmen der Kulturschaffenden, der Kirchen, NGOs und der Bürger/innen gehört werden. Schließlich geht es bei der Entwicklung einer politischen Strategie nicht um die eine „wissenschaftlich richtige“ Lösung, sondern letztlich um Interessenabwägungen und Wertentscheidungen.

Das heißt, ein solcher Pandemierat wäre am besten als Mehrebenen-Modell einzurichten. In diesem Modell hätten wir natürlich auch eine virologische Task-Force. Dies wäre sozusagen das „Unterhaus“. Hier geht es um schnelle Antworten auf dringliche Probleme. Daneben hätten wir sozusagen ein „Oberhaus“, in dem viele Disziplinen und Perspektiven repräsentiert sind. Hier wäre Platz für interdisziplinär geführte Abwägungsprozesse über grundsätzliche Strategie- und Wertfragen.

In diese Wertedebatten müsste man natürlich auch die Öffentlichkeit einbeziehen. Vorstellbar wäre etwa eine Reihe von Mini-Bürgerräten, in denen ausgewählte Bürger/innen ihre Enttäuschungen, Erwartungen und Empfehlungen darstellen können. Solche Beteiligungsexperimente haben in der Technikfolgen-Abschätzung Tradition und sind auch gründlich erprobt. Natürlich provozieren sie auch kritische Nachfragen. Aber darum geht es mir heute nicht. Wichtiger scheint mir die grundlegende Einsicht, dass ein inter- bzw. transdisziplinärer Pandemierat genau das ist, was in der Corona-Krise längst schmerzlich vermisst wird.

ALEXANDER BOGNER

Derzeitige Position

- Senior Scientist am Institut für Technikfolgen-Abschätzung der Österreichischen Akademie der Wissenschaften (ÖAW)

Arbeitsschwerpunkte

- Wissenschafts- und Technikforschung, Expertise und Politikberatung, Demokratie und Partizipation, soziologische Theorie, Gesellschaftsdiagnosen, qualitative Interviewmethoden

Werdegang

2017–2019	Professor für Soziologie am Institut für Soziologie der Universität Innsbruck
Seit 2011	Senior Scientist am Institut für Technikfolgen-Abschätzung der Österreichischen Akademie der Wissenschaften (ÖAW)
2010–2011	Assistant Professor am Institut für Soziale Ökologie der Universität Klagenfurt
2002–2011	Junior Scientist am Institut für Technikfolgen-Abschätzung der Österreichischen Akademie der Wissenschaften (ÖAW)
1998–2002	Scholar und Forschungsassistent am Institut für Höhere Studien (IHS) in Wien

Ausbildung

2010	Habilitation an der Sozialwissenschaftlichen Fakultät der Universität Wien
2003	Promotion zum Doktor der Sozial- und Wirtschaftswissenschaften an der Sozialwissenschaftlichen Fakultät der Universität Wien
1992–1998	Studium der Soziologie in Salzburg, Marburg und Frankfurt am Main

Weitere Informationen zum Autor finden Sie unter:
www.oeaw.ac.at/ita/bogner

PODIUMSDISKUSSION

EINLEITENDE WORTE JÖRG SCHMIEDMAYER

Erlauben Sie mir ein paar Worte zur Einleitung unserer Diskussion. Die vier Statements und Vorträge haben verdeutlicht, wie divers die Perspektiven aus verschiedenen Wissenschaftsbereichen sind – ebenso divers wie die Gesellschaft, wie die Aspekte der Pandemie und die Facetten des Problems, welches wir gemeinsam lösen wollen. Für die Diskussion möchte ich einige Fragen hervorheben, die wir schon im Vorfeld angedacht haben: Was können wir aus diesen verschiedenen Blickweisen lernen? Wie können wir diese kommunizieren?

Die Gegenüberstellung von Information und Expertise fand ich sehr treffend. Wonach setzt die Gesellschaft ihre Maßnahmen? Das ist der Wertestreit. Was ist uns, als Gesellschaft, welche Sache wert?

Beim Lesen der Blogs, die in verschiedenen Zeitungen und News-Agencies über COVID-19 Bericht erstatteten, fiel mir immer wieder die Gegenüberstellung individueller Kosten – zum Beispiel „Ich darf nicht in ein Lokal essen gehen." oder „Ich kann mich infizieren und werde krank." – und der Kosten oder Nutzen für die Gesellschaft, wie zum Beispiel Schutz gefährdeter Gruppen, auf.

All diese Fragen wurden in den Vorträgen verdeutlicht. Es sind Fragen, die keine der Wissenschaften alleine lösen kann und die wohl auch nicht ohne Widersprüche gelöst werden können.

Ich möchte als Erste Frau Priesemann, da sie nur kurz an der Diskussion teilnehmen kann, um ihre Stellungnahme und ein paar Worte zu unserem Symposium bitten bzw. dazu, was die Wissenschaften leisten können, wie man zu einem Konsens kommen kann, wie eine Gesellschaft Maßnahmen setzen kann und wie Wissenschaft kommuniziert werden kann.

VIOLA PRIESEMANN

Ich möchte aus unserem Diskurs einen Aspekt aufgreifen, der mir persönlich wichtig ist. Es wurde ein Corona-Pandemierat vorgeschlagen. Das hat mir auch in Deutschland gefehlt: eine Gruppe, die sich interdisziplinär zu unterschiedlichen Fragen äußert. Das Zusammenbringen unterschiedlicher Fragen scheint mir entscheidend. Im Chat der Online-Teilnehmer/innen der Veranstaltung wurde gefragt, wie unser Paper im *The Lancet* zustande kam. Auch hier waren lange Diskussionen im Hintergrund grundlegend; es sollte nicht einfach etwas Vorgefertigtes unterschrieben werden. Solche Diskussionen sind sehr lehrreich. Sie helfen, verschiedene Disziplinen miteinander abzugleichen und einen ersten Schritt in Richtung einer Güterabwägung, die am Ende die Politik machen muss, besser vorzubereiten.

Ein Punkt ist mir dabei besonders wichtig: Es gibt stets einen bestimmten Wissensstand, etwa die Infektionssterbewahrscheinlichkeit nach Alter. Das ist eine Zahl, die wir am Anfang der Pandemie nicht gut kannten. Wir wussten nicht, ob die Wahrscheinlichkeit, an COVID-19 zu versterben, 1%, 10% oder doch nur 0,1% ist. Ist die COVID-19-Sterblichkeit dieselbe wie die der Grippe oder ist COVID-19 deutlich tödlicher als eine Grippe? Relevante Artikel dazu entstanden über den Sommer und wurden im Herbst publiziert. Seither ist die Infektionssterbewahrscheinlichkeit nach Alter recht gut bekannt. Seither weiß man relativ gut, warum in einer älteren Gesellschaft, oder – wie es zum Beispiel in Deutschland der Fall war – warum wir so viele Sterbefälle pro detektiertem Fall haben. In Deutschland lag das im Winter daran, dass sehr viele Infektionen in Alten- und Pflegeheimen grassierten und dort die Sterblichkeit deutlich höher ist. Wenn man die Fall- und Sterbezahlen in Deutschland mit anderen Ländern vergleicht, sind diese in Deutschland im Verhältnis relativ hoch – das lag sehr deutlich an der Altersverteilung. Der Punkt, der mir so wichtig ist, ist, dass der aktuelle Stand des Wissens miteinbezogen wird. In der öffentlichen Debatte findet man immer wieder einen Wissensstand, der entweder veraltet oder zumindest am Rande dessen ist, was man in den Wissenschaften für plausibel hält. Ich denke, hier gibt es graduelle Unterschiede zwischen mathematisch erwiesenen Dingen und anderen, die weniger gut zeigbar sind – zum Beispiel wie leicht es Menschen fällt, sich an Regeln zu halten, oder wie groß die Ungleichheit ist. Mir geht es darum, das Wissen und die Unsicherheit um das Wissen erst einmal festzustellen und auf Basis dessen zu überlegen, welche Optionen es gibt, welche Unsicherheiten bestehen und welche Möglichkeiten sich ergeben. Im öffentlichen Diskurs hatte ich manchmal den Eindruck, dass Diskussionen vermieden hätten werden können, wenn der Stand des gesicherten Wissens besser bekannt gewesen wäre. Ein Pandemierat würde in meiner Idealvorstellung den Stand des Wissens zusammenfassen – und zwar den Stand des Wissens über Impfstoffe, Krankheitsverläufe, Ausbreitungsdynamik, aber selbstverständlich auch über Erkenntnisse aus anderen Disziplinen wie Bildung, Soziologie, Wirtschaft etc. Erst darauf aufbauend sollte man mögliche, alternative Handlungsoptionen herleiten und der Politik zur Güterabwägung vorlegen. Genau diese sorgfältige Erfassung des Wissenstandes hat mir im öffentlichen Diskurs immer wieder gefehlt.

Als Physikerin versuche ich immer wieder klarzumachen: Es gibt Aspekte, bei denen wir uns ziemlich sicher sind. Dort können wir das Wissen und die Unsicherheit präzise angeben. Schwieriger ist beispielsweise die Inzidenz bzw. die Einschätzung, wie gut die Inzidenz das Infektionsgeschehen abbildet. Die Frage dabei ist: Wo sind die Unsicherheiten? Wie groß sind sie genau? Und spielt die Unsicherheit überhaupt eine Rolle für die Frage, die ich mir stelle – zum Beispiel die Vorhersage der Krankenhausbelastung in den kommenden vier Wochen. Für diese Frage zum Beispiel ist die Dunkelziffer nicht relevant, solange sie sich nur sehr langsam ändert. All das zeigt: Wir brauchen für die Entscheidungsfindung natürlich eine gute Datengrundlage, aber auch ein Wissen darüber, welche Daten überhaupt relevant sind. Basierend auf diesem Wissen kann die Politik dann sinnvolle Güterabwägungen vornehmen.

SYLVIA KNAPP

Herzlichen Dank, dass Sie trotz Ihres engen Zeitplans die Zeit fanden, bei uns zu sprechen.
Gibt es Fragen? Herr Präsident!

ANTON ZEILINGER

Ich stelle meine Frage als Anton Zeilinger – unabhängig von meiner Funktion an der Akademie.
Sagen wir also, dass die Wissenschaft dafür zuständig ist, für Klarheit zu sorgen, und dass wir – wie zuvor angesprochen – auch eine gewisse Unsicherheit, zum Beispiel aufgrund von Messfehlern, angeben sollen, so stellen sich für mich zwei wesentliche Fragen. Erstens: Messfehler betreffen lediglich quantitative Aspekte, qualitative Aspekte sind nicht betroffen. In einer Gesellschaft, der gewisse religiöse Aspekte sehr viel wichtiger sind als die Wahrscheinlichkeit, dass eine bestimmte Bevölkerungsgruppe angesteckt wird, kann die Wissenschaft nicht mehr viel sagen. Aber worauf sonst soll die Politik aufbauen und sich stützen, wenn nicht auf die Wissenschaft? Darüber besteht nicht in allen Gesellschaften Konsens. Diesen Eindruck habe ich, wenn ich mir weltweit zum Beispiel die Frage der Religionsfreiheit oder die Abwägung der Rechte untereinander ansehe. Ich würde behaupten, solche Abwägungen gab es nicht, und wenn, dann waren sie sehr gesellschaftsspezifisch. Hier sehe ich ein Problem, das man eigentlich nicht lösen kann.
Ich frage mich auch, wie dieser Diskurs, der hier stattfindet, in China abläuft. Denn in China läuft ganz offenkundig ein Diskurs. Vielleicht auf anderen Ebenen, vielleicht nicht mit Foren mit Bürger/innenbeteiligung oder Ähnlichem, aber auch der chinesische Staat kommt zu seinen Entscheidungen, und die sind nicht immer die schlechtesten. Es gibt offenbar einen Diskurs und eine Beratung der Politik durch die Wissenschaft. Ich finde es faszinierend, über den Tellerrand der eigenen Gesellschaft zu schauen und zu sehen, wie es woanders läuft.
Wenn ich mir die Bürger/innen in diesen Mini-Foren ansehe, dann ist darin auch in unserer Gesellschaft nur ein gewisses Segment der Bevölkerung vertreten. Einen signifikanten Teil der Menschen wird man nicht dazu bringen, sich zu beteiligen. Hier stellt sich dieselbe Frage, die sich auch in einer Demokratie stellt, nämlich: Inwieweit ist das noch repräsentativ? Beispiele dafür sind die letzten Wahlen in Frankreich mit einer Wahlbeteiligung von 27% oder die Abstimmung in der Schweiz.
Das sind Grundfragen, die ich gerne stellen würde; auch, wie man das verhandelt. Das scheint mir nicht einfach zu sein.

ALEXANDER BOGNER

Herr Zeilinger, ich danke sehr herzlich für Ihre Fragen. Es sind sehr schwierige Fragen, es sind Fundamentalfragen. Zunächst: Die Wissenschaft ist zuständig für Wissensfragen, da kann es auch um Nichtwissen gehen, da kann es auch um Uneindeutigkeiten gehen, um Messfehler und so weiter. All das kann reflektiert und diskutiert werden. Aber was ist mit diesen normativen Fragen? Hier sind wir mit unserem Latein schnell am Ende. Aber vielleicht doch nicht ganz so schnell, wie wir gemeinhin glauben. Denn wenn wir über etwas wie einen interdisziplinären Pandemierat sprechen, dann haben wir eigentlich im Hintergrund schon ein Modell für einen rationalen Dialog über normative Dinge. Solche Dialoge werden in den nationalen Ethikräten schon lange geführt. Vor 20 Jahren gab es Debatten zum Thema Biotechnologie. Es ging um Klonen, um Präimplantationsdiagnostik und Stammzellforschung. Sie erinnern sich – das waren zähe, hitzig geführte Kontroversen, und damals war die Politik relativ schlau: Sie richtete nationale Ethikräte ein, in vielen europäischen Ländern, in Österreich beispielsweise die Bioethikkommission beim Bundeskanzleramt. Hintergrund dieser Überlegung war, dass auch über normative Fragen rational diskutiert werden kann. Das war die grundsätzliche Idee – sozusagen eine habermasianische Idee. Auch wenn man in normativen Fragen nie zu einer konsensuell wissenschaftlich überlegenen Position gelangen kann – und ich hoffe, Barbara Prainsack kann das als langjähriges Mitglied der Bioethikkommission bestätigen –, so wird man zumindest gezwungen, für die eigene Position rationale Gründe geltend zu machen. Man wird außerdem gezwungen, spirituell oder religiös motivierte Argumentationen auf eine säkulare Weise neu zu formulieren, um sie für einen größeren Kreis anschlussfähig zu machen. Die Ethikräte haben ausgezeichnete Ergebnisse erzielt und überlegte Stellungnahmen vorgelegt, die sich vor allem dadurch auszeichnen, dass sie unterschiedliche politische Handlungsoptionen eröffneten. Dieser offene Umgang mit dem Dissens ist ein deutlicher Unterschied zu den interdisziplinären Konsenspapieren, die Viola Priesemann angesprochen hat. Diese Konsenspapiere waren im Endeffekt als Appell an die Politik formuliert. Dissens unter den Expert/inn/en – wenn es einen gab – wurde nicht deutlich gemacht. Im Gegensatz dazu haben die Ethikräte nie eine konsensuelle Position formuliert, sondern man hat immer gesagt: „Wenn – dann; wenn ihr das wollt, dann müsst ihr jenes machen.“ Es gab immer drei oder vier Optionen innerhalb einer Stellungnahme zu einem bestimmten Thema, auf Grundlage der entsprechenden wissenschaftlichen Sachlage. Ein Punkt, für den sich Viola Priesemann starkgemacht hat, ist natürlich wichtig: Eine entsprechende wissenschaftliche Sachlage muss die Basis sein, auf der eine Diskussion beginnen kann. Aber entscheidend ist, die eigenen normativen Prämissen offenzulegen, mit rationalen Argumenten zu unterfüttern und nicht so zu tun, als wäre die eigene Position die einzig denkbare. Diese Ausgewogenheit haben wir in den Empfehlungen von Expert/inn/en zu Corona etwas vermisst. Und das wurde auch nicht dadurch kompensiert, dass es verschiedene Positionspapiere gab. Denn es kam – mangels eines institutionalisierten Gremiums – nie zu einem fruchtbaren Dialog.

BARBARA PRAINSACK

Ja, wie Sie gesagt haben, ist es wichtig, festzuhalten, dass man über normative Positionen auch systematisch nachdenken kann und dass das innerhalb der kollektiven Willensbildung wie zum Beispiel in Ethikräten wichtig ist. Aber man könnte auch über normative Positionen wissenschaftliche Aussagen treffen. Gerade in der deutschsprachigen Tradition, in der es Wissenschaft und nicht Sciences heißt, kann man rechtswissenschaftlich, politikwissenschaftlich oder soziologisch etwas darüber sagen, wie bestimmte normative Positionen verteilt sind und wie sie sich zueinander verhalten. Ich glaube, dass es wichtig ist, um die Ausgangspositionen und die Referenzpunkte explizit zu machen – und das ist ja auch Aufgabe der Wissenschaft. Sehen wir uns beispielsweise Diskursanalysen an. Was wissenschaftliche Diskursanalysen tun, ist, dass sie die Landschaft der normativen Positionen darstellen. Das ist als Hilfsmittel für die Politik und auch für andere Bereiche der Wissenschaft sehr wichtig.

Die Frage betreffend China finde ich sehr interessant. Ich möchte auch nicht viel mehr dazu sagen, als dass dies eine äußerst interessante Frage ist, die ich nur sehr punktuell von Kolleg/inn/en höre. Mein Eindruck ist, dass der Unterschied nicht auf der höchsten Ebene der Politikberatung stattfindet, sondern sehr viel kommunal passiert. Meine Kollegin Dominique Béhague und andere Kolleg/inn/en am King's College London haben sich etwa die Situation in Brasilien angesehen. Dort gehen zahlreiche *community workers* von Tür zu Tür, reden mit den Menschen und versuchen damit, Falschinformationen einzudämmen.

Viele von uns machen den Fehler, dass wir innerhalb der hohen Wissenschaft und der hohen Politik versuchen, die Stellschrauben zu drehen. Sehr viel passiert jedoch *on the ground, at the coalface.* Und das ist eine Ebene, die wir alle an dieser Stelle, ausgehend von der Politikgestaltung, stärker in den Blick nehmen sollten.

SYLVIA KNAPP

Ich möchte das gerne aufgreifen. Frau Prainsack, Sie haben von der Schwierigkeit gesprochen, wie frei die Wissenschaft sein kann, wenn sie beispielsweise philanthropisch gesponsert wird. Herr Krammer, Sie haben zuvor Falschinformation erwähnt. Sie arbeiten an der Icahn School of Medicine, meines Wissens ist Carl Icahn einer der prominentesten Sponsoren von Donald Trump. In Österreich haben wir nicht besonders viel Philanthropismus. Wie ist Ihre Einschätzung, nimmt Philanthropismus Einfluss auf die Forschung – beispielsweise in Bezug auf die Informationsweitergabe oder Ähnliches?

FLORIAN KRAMMER

Meines Erachtens gab es hier keinerlei Beeinflussungen, auch nicht von Regierungsseite. Ein Großteil der Forschung hier wird vom National Institute of Health gefördert, das der Regierung untersteht – und auch von dieser Seite wurde kein Druck auf die Forschung ausgeübt.

Mir ist nur ein einziger Fall bekannt: Peter Daszak von der EcoHealth Alliance, dessen Grant durch die Regierung Trumps aufgehoben wurde. Soweit ich weiß, gab es zumindest politisch keine Einflussnahme auf die Forschung. Natürlich wurde man als Forscher/in angegriffen, wenn man Dinge gesagt hat, die gewissen politischen Richtungen nicht gefallen haben. Als Beeinflussung unserer Forschung habe ich das nicht empfunden.

Zur Frage betreffend China: Ich bin diesbezüglich ein Laie und habe politikwissenschaftlich keinen Einblick, aber ich habe folgenden Eindruck: Unter den Ländern, in denen die Bekämpfung des Virus vor allem zu Beginn der Pandemie gut funktionierte, waren welche, die keine Demokratien waren, wie zum Beispiel China, und solche mit sehr liberalen Demokratien, wie Neuseeland. Es zieht sich wie ein roter Faden durch: Überall dort, wo die Bevölkerung mitspielte – weil sie der Regierung vertraute oder weil sie gezwungen wurde –, funktionierte die Bekämpfung der Pandemie gut; überall dort, wo das Vertrauen in die Regierung nicht so groß war und sich die Bevölkerung an der Umsetzung der Maßnahmen daher weniger beteiligte, funktionierte es schlechter. Ob das quantitativ bestätigt werden kann, wenn man weltweit alle Staaten dahingehend untersucht, weiß ich nicht. Es ist in jedem Fall ein Muster, das mir aufgefallen ist.

SYLVIA KNAPP

Ja, ganz offensichtlich. Was ich in der Präsentation von Frau Prainsack sehr interessant gefunden habe, ist, dass politisch links orientierte Menschen eher der Wissenschaft glauben als rechts oder vielleicht populistisch eingestellte Menschen – was man auch so annehmen würde. Was mich aber verwundert hat, ist, dass in Frankreich, wo der Anteil der Bevölkerung, der der Wissenschaft vertraut, bei nur etwa 35% liegt, die politische Orientierung kaum relevant zu sein scheint. Wie kann das sein? Frankreich hat einige der besten wissenschaftlichen Institutionen, auch in Bezug auf die Pandemieforschung. Dort wird die Wissenschaft doch auch gefeiert. Wie erklären Sie sich das?

BARBARA PRAINSACK

Es gibt hierzu eine Vielzahl an Studien. Man müsste sich auch genau ansehen, wie die Fragen in den Umfragen formuliert sind. Wenn man etwa fragt, wie sehr Menschen darauf vertrauen, dass Wissenschaftler/innen das tun, was gut für die Gesellschaft ist, dann ist das etwas anderes, als wenn man fragen würde, wie sehr sie darauf vertrauen, dass Wissenschaft solide, objektive Daten produziert. Dann wäre das Ergebnis vermutlich ein anderes gewesen.

Was Frankreich betrifft, habe ich keine Fachexpertise. Ich kann nur extrapolieren von anderen Ländern und welche Dynamiken wir dort beobachten können. Es geht stark um ein Element, das ich auch in meinem Vortrag erwähnt habe, nämlich darum, welche Erfahrungen Menschen mit Institutionen gemacht haben, und zwar in anderen Bereichen wie zum Beispiel Einwanderung, Sozialhilfe oder Bildung. Wenn jemand hier konsistent schlechte Erfahrungen gemacht hat, dann ist das Vertrauen in diese Institutionen relativ niedrig. Das hat wenig mit der abstrakten Frage zu tun, wie sehr man Wissenschaft an sich schätzt. Es geht vielmehr um das Vertrauen darauf, dass Wissenschaft Gutes im Schilde führt. Das sieht man auch in den Debatten hierzulande. Viele Menschen, die sich selbst als Querdenker/innen bezeichnen, würden nicht unbedingt sagen, dass alles falsch ist, was Wissenschaftler/innen behaupten. Sie würden sagen: „Die führen Böses im Schilde und verwenden wissenschaftliche Evidenz, um uns zu unterdrücken.“ Damit verbunden ist das Vertrauen in die Kernprozesse der wissenschaftlichen Evidenzfindung, der Interpretation, der folgenden Anwendung und Übersetzung in politische Aktionen, in politische Implikationen. Und das sollte man differenzieren.

ALEXANDER BOGNER

Das Pew Research Center, auf das sich Barbara Prainsack bezieht, macht regelmäßig große Umfragen zum Vertrauen in die Wissenschaft. Und Sie haben völlig recht: Akzentuiert man die Fragen anders, kommt man sofort zu anderen Ergebnissen. Zum Beispiel wurde dort gefragt: „Glauben Sie, dass die Wissenschaft gut funktioniert?“ 80% oder 90% der Befragten waren davon überzeugt, dass Wissenschaft gut funktioniert. Man weiß allerdings nicht genau, was die Leute unter „gut funktionieren“ verstehen. Zum einen gibt es kulturelle Unterschiede, zum anderen ist völlig offen, ob die Leute glauben, dass die Laborforschung gut funktioniert oder dass Forscher/innen sich an ethische Standards halten. Die Untersuchung ging damals durch die amerikanischen Medien und aus einigen der Fragen wurde eine Art Vertrauensindex kreiert. Das Ergebnis, das an die Öffentlichkeit kommuniziert wurde, lautete, dass die US-amerikanische Bevöl-

kerung der Wissenschaft vertraut; die Wissenschaft ist der zweitgrößte Vertrauensträger in den USA, hinter dem Militär.
Aber dann kommt die Wissenschaft und fängt an, das zu tun, was sie immer tut: Sie differenziert. Sie stellt dann zum Beispiel fest, dass das vorhandene Vertrauen stark vom jeweiligen Forschungsfeld abhängt. Zum Beispiel finden viele Menschen die Synthetische Biologie interessant. Wenn es um Gentechnik geht, herrscht hingegen Misstrauen. Das Thema ist also komplex und unübersichtlich; man kann aber nicht sagen, dass kein Vertrauen vorhanden wäre.

BARBARA PRAINSACK

Man kann die Länderdaten nicht direkt miteinander vergleichen. Sie haben auch erwähnt, dass bei den Studien des Pew Research Center Übersetzungsprobleme zu berücksichtigen sind, weil Begriffe nicht immer genau das Gleiche bedeuten. Was sich jedoch recht gut zeigt, sind die intragesellschaftlichen Polarisierungen, gerade auch die Unterschiede zwischen den liberalen linken und rechten konservativen Wähler/inne/n.

SYLVIA KNAPP

Ich möchte an dieser Stelle eine Frage aus dem Chat von Verena Winiwarter an Barbara Prainsack und Alexander Bogner einbringen: Frau Winiwarter erwähnt ein Paper von Silvio O. Funtowicz und Jerome R. Ravetz[1], die für die ökologische Ökonomie schon vor vielen Jahren eine *science for the post-normal age* ausgerufen haben. *Post-normal science* beschreibt eine Wissenschaft, die ihre eigene Unsicherheit eingesteht. Das widerspricht dem Wunsch nach Sicherheit, den vor allem Barbara Prainsack dargestellt hat, der aber auch bei Alexander Bogner deutlich wurde. Wie sehen Sie die Position einer post-normal science, die ihre eigene Unsicherheit thematisiert?

BARBARA PRAINSACK

Ich halte die Arbeit von Jerry Ravetz und Silvio Funtowicz für sehr wichtig. Manchmal wird diese Position in den Medien falsch verstanden und interpretiert, dass Wissenschaft relativistisch sei. Das sagen sie allerdings nicht. Sie sagen, wie Frau Winiwarter es formulierte und wie auch Viola Priesemann ausgeführt hat, es gibt bestimmte Dinge, die sicher bewiesen und gezeigt werden können, und andere Bereiche, in denen unser Wissen erst wächst. Unsicherheit ist der Wissenschaft inhärent. Das ist es, was post-normal science besagt. Gesellschaften sind komplexe Systeme, in denen man Ergebnisse nicht vorhersehen kann. Dessen soll sich die Wissenschaft und auch die Politik, die auf der Basis von Wissenschaft Entscheidungen fällt, gewahr sein. Unter „normalen" Umständen wird das nicht so akut zum Problem wie jetzt in dieser Krise. Das liegt auch daran, dass das Bedürfnis nach Sicherheit hoch ist und sich Menschen unter anderem an die Wissenschaft wenden, um dieses Bedürfnis zu befriedigen. Das kann die Wissenschaft natürlich nicht leisten, und genauso könnte man sagen, die Politik kann das nicht leisten. Daher müssen wir uns als Gesellschaft fragen: Wo können wir sonst Unsicherheiten reduzieren? Natürlich wird sich dieses hohe Maß an Unsicherheit wieder von selbst reduzieren, wenn diese Pandemie endet. Aber jetzt geht es wesentlich

---

1 Silvio O. Funtowicz, Jerome R. Ravetz, Science for the post-normal age, Futures, 25, 7 (1993), S. 739-755. DOI: 10.1016/0016-3287(93)90022-L.

darum, auch ökonomische und soziale Unsicherheiten zu reduzieren, um generell das Bedürfnis nach Sicherheit zu befriedigen.

INGRID ZECHMEISTER-KOSS

Ich würde gern noch einmal den Gedanken eines interdisziplinären Pandemierats und die Idee der Transdisziplinarität aufgreifen. Mein Name ist Ingrid Zechmeister-Koss. Ich arbeite am Austrian Institute for Health Technology Assessment und wir befassen uns schon länger mit der Frage der partizipativen Gestaltung unserer Prozesse, wobei es unter anderem um die Einbindung von Patient/inn/en geht. In der praktischen Umsetzung tun sich viele Hürden auf. Es sind vorerst einmal Modelle, die hier beschrieben wurden. Wie kann man sich das dann in der Praxis vorstellen? Wer nominiert zum Beispiel die Wissenschaftler/innen der unterschiedlichen Disziplinen, die in diesem Beirat sein sollen? Wie werden diese Prozesse moderiert? Macht die Wissenschaft das selbst oder werden sie von außen moderiert? Die angesprochenen Ethikräte haben ausreichend Zeit, um über ein Thema zu diskutieren und zu verschiedenen Positionen und Optionen zu kommen. Wie aber stellt man sich das unter Zeitdruck vor? Gibt es Modelle oder praktische Beispiele, an die man sich annähern könnte, bzw. haben Sie auch weitergedacht, wie das Modell umgesetzt werden könnte?

ALEXANDER BOGNER

Vielen Dank für die Frage. Es geht um das Problem der Öffentlichkeitsbeteiligung, der Partizipation in Wissensfragen. Der US-amerikanische Politologe Roger Pielke hat den Begriff der Tornado-Politik geprägt. Das heißt, es gibt Situationen, in denen keine Zeit für Beteiligung bleibt. Wenn sich ein Tornado nähert, muss man innerhalb weniger Minuten wissen, welche Regionen evakuiert werden müssen. Pielke argumentiert, dass zu einem solchen Zeitpunkt, wenn Notstand herrscht, eine Expertokratie, also die Herrschaft von Expert/inn/en, legitim ist. Diese sagen der Politik, was zu tun ist. Es gibt keine Zeit für langwierige Diskussionen.
Nun sollten wir mit dieser Notstandsrhetorik sehr vorsichtig sein. Wir kennen das Phänomen bereits aus den 1980er-Jahren. Damals rückten in der Umweltpolitik Themen wie die Ozonschicht, der saure Regen etc. in den Vordergrund und dann hieß es: „Wir brauchen eine Ökodiktatur, sonst geht die Welt unter." Ähnliches haben wir auch in der Pandemie gehört – „mehr Diktatur wagen" war zum Beispiel der Aufruf eines Autors in der *Süddeutschen Zeitung*. Notstandssituationen gibt es tatsächlich, aber in unserer heutigen Situation können wir auch über langfristige Strategien diskutieren und Maßnahmen zur Öffentlichkeitsbeteiligung anstoßen. Das Problem der konkreten Gestaltung liegt dann im Detail.
Herr Zeilinger, Sie haben es schon angesprochen, wie ist es um die Repräsentativität dieses Bürger/innenrats bestellt? Die Idee klingt gut. Aber wer sitzt da drinnen? Wahrscheinlich ausschließlich Lehrer/innen – weil sie eingelesen sind, Zeit haben und motiviert sind. Um das zu verhindern, gibt es natürlich Maßnahmen, mehrstufige Sampling-Prozesse usw. Solche Debatten gibt es und es gibt auch einige positive Exempel.
Ein Beispiel: Vor mehr als zehn Jahren führte der Dänische Technologierat im Vorfeld des damaligen Kopenhagen-Gipfels ein sehr großes Beteiligungsexperiment durch. In 40 Ländern wurden Bürgerräte orga-

nisiert, mit insgesamt 5.000 Leuten und etwa 150 Veranstaltungen, die auch international synchronisiert wurden. Auch wenn man immer noch nicht sagen kann, dass es repräsentativ war, bekommt man doch einen Eindruck von der Situation, wenn man den Syllabus dieser Bürger/innenberatungen zusammenträgt. Man erhält einen fundierten Einblick, welche Aspekte, welche Probleme die Bürger/innen beschäftigen. Das Ergebnis wurde im Vorfeld des Kopenhagen-Gipfels an die Regierungen übermittelt. Das führt uns zur nächsten Crux: Was aus den Empfehlungen der Bürger/innen entsteht, ist eine Art Flaschenpost. Man weiß nicht genau, was mit diesen Ergebnissen passiert, welche Resonanz sie in der Politik auslösen etc. Zumindest aber wurde ein öffentlichkeitswirksames Event entwickelt – nach einem transparenten Verfahren und mit dem Anspruch, die blinden Flecke in Bezug auf Gender, sozialen Status, normative Aspekte usw. möglichst gering zu halten. Das ist in meinen Augen die einzige Erfahrungsgeschichte, an die wir konkret anknüpfen können.

ASTRID MAGER

Das Spannende in Bezug auf einen solchen Pandemierat ist, dass es scheinbar nie einen richtigen Zeitpunkt zu geben scheint. In Akutsituationen ist zu wenig Zeit, um einen Beirat unter Bürger/innenbeteiligung zu bilden. Es stellt sich außerdem die Frage, wer in einer solchen Situation überhaupt teilnehmen könnte und wer eher nicht, wenn, wie bei COVID-19, die ganze Familie zu Hause strandet. Der *gender bias* wurde ja bereits angesprochen. Bei „langsamen" Krisen, wie der Klimakrise, scheint zu viel Zeit zu sein, um diese dringlichen Fragen zu diskutieren. Meine Frage wäre, ob man den jetzigen Zeitpunkt nutzen könnte, um nachhaltige Strukturen aufzubauen und einen Pandemierat zu installieren. Würde dieser dann für verschiedene Krisen zuständig sein oder müsste er immer wieder unterschiedlich zusammengesetzt werden?
Den Aspekt der Sozialleistungen in Barbara Prainsacks Vortrag fand ich besonders spannend. Da geht es gar nicht so sehr um Wissensfragen. Was wir alle erlebt haben, war eher eine Art Informations-Overload. Nach einigen Wochen Krise musste man sich eher schützen vor den vielen Informationen. Sozialmechanismen in Akutsituationen könnte man aber besser vorbereiten, denn sie sollten unabhängig von der aktuellen Wissenskrise funktionieren. Es ist vielleicht eine Frage von Zeitpunkt und Zusammensetzung.

SYLVIA KNAPP

Bevor wir darauf näher eingehen, möchte ich folgende Frage aus dem Chat einbringen: Wie kann ein Pandemierat umgesetzt werden? Ist das nicht zu schwerfällig oder gibt es Vorbilder?

BARBARA PRAINSACK

Ich persönlich bin nicht für einen spezifischen Pandemierat, aus Gründen, die die Wissenschafts- und Technikforscherin Astrid Mager sehr gut beschrieben hat. Es gibt im Moment rege Debatten um die Idee der *sortition*, also die Idee, nach dem Zufallsprinzip Bürger/innen zu bestellen, um Formen der kollektiven Willensbildung, der repräsentativen Demokratie zu ergänzen – nicht so sehr zu ersetzen, sondern zu ergänzen. Dazu gibt es unterschiedliche Modelle.

Es heißt, wenn ein Bürger/innenrat Gesetzesinitiativen formuliert, dann würde das gewählte, demokratisch legitimierte Parlament abstimmen. Es gibt unterschiedliche Ideen, wie das zusammenspielen könnte.

Interessant an der Idee der sortition sind folgende Punkte: Erstens wäre sie, wie bei der Laiengerichtsbarkeit, eine Bürger/innenpflicht, der man nicht so einfach entgehen kann. Zweitens kennt man aus den Studien über die Laiengerichtsbarkeit, dass die Rolle etwas mit den Menschen macht. Menschen fühlen sich plötzlich verantwortlich und interessieren sich für Dinge, die sie davor nicht interessiert haben. Sie verändern sich im Laufe des Prozesses. Das Hauptargument vieler Befürworter/innen der sortition liegt darin, dass nicht nur die demokratischen Entscheidungen verbessert werden, sondern die Bevölkerung insgesamt demokratischer wird. Ich glaube – und das ist nicht meine Ansicht als Politologin, weil ich dieses Thema nicht beforsche, sondern meine persönliche Meinung –, dass ein ständiger Bürger/innenrat als Ergänzung zu unseren Institutionen der repräsentativen Demokratie und als Ergänzung zu den Instrumenten direkter Demokratie sehr gut wäre. Das würde auch das Problem, das Sie genannt haben, entschärfen, denn wenn dann eine Krise kommt – und ich sage bewusst Krise –, dann wäre dieser Bürger/innenrat bereits vorhanden. Er wäre zwar nicht demokratisch legitimiert, aber das bereits angesprochene Problem, dass nur Lehrer/innen darin vertreten wären, bzw. einen *selection bias* würde es dann nicht geben.

FLORIAN KRAMMER

Ich denke schon, dass ein Pandemierat eine gute Institution wäre, die man in der Zeit vor einer Pandemie einrichten sollte – und zwar aus zwei Gründen: Erstens muss man dann nicht ad hoc, wenn Feuer am Dach ist, nach Expert/inn/en suchen, die helfen können, und die, die schnell zustimmen, sind vielleicht nicht zwingend die geeignetsten. Etabliert man den Pandemierat schon vorher, dann existiert bereits ein Instrument, dem man vertrauen kann. Der zweite Punkt betrifft die Frage, wie schnell man auf so eine Gefahr reagiert. Informierte Beobachter/innen konnten bereits am 15. Jänner 2020 feststellen, dass ein Problem vorliegt und dass wir uns vorbereiten müssen. In Wahrheit hat Europa das Problem ignoriert, bis es in Italien zu einem Aufflammen von Fällen kam. Ein Expert/inn/enrat oder ein Pandemierat, in dem unterschiedliche Parteien vertreten sein können, kann schon früh warnen. Denkbar wäre, dass dieser einen Mechanismus entwickelt, der Regierungen dazu zwingt, Vorbereitungen zu treffen. Das wäre von Vorteil, weil man dann nicht überrascht wird. Ich glaube, so etwas sollten wir andenken, nicht nur in Österreich, sondern generell. Das hielte ich für eine gute Idee.

PUBLIKUMSGAST

Ich habe eine Frage bezüglich Twitter. Herr Krammer, Sie sind ja sehr aktiv dort. Ich persönlich habe oft vermieden, das Medium zu nutzen, vor allem weil gewisse Persönlichkeiten aus Amerika dort sehr aktiv sind und weil ich mich immer wieder gefragt habe, wie vertrauenswürdig diese Quellen sind. Ich frage mich auch oft, wie heutzutage, vor allem in Krisen, mit Medien umgegangen werden soll. Haben Sie Tipps, wie man als Einzelperson zu verlässlichen Quellen kommen kann?

FLORIAN KRAMMER

Ja, das ist eine schwierige Frage. Man sollte sich anschauen, wer die Informationen vermittelt. Welche Qualifikationen hat diese Person im angesprochenen Fachgebiet, welches Hintergrundwissen, welche Erfahrungen in der Forschung? Ich sehe das jedoch nicht primär als ein Problem der sozialen Medien. Ich habe in österreichischen Zeitungen so viel Falschinformationen von Leuten, die als Expert/inn/en dargestellt wurden, gelesen. Es geht hier um Medien generell. Das Problem ist, dass in Krisensituationen oft Personen laut schreien, dass sie Expert/inn/en sind, die vielleicht keine Expertise haben oder die eine bestimmte Agenda haben. Wie gesagt, das ist schwierig. Es ist wichtig, sich die Person, die die Information verbreitet, genau anzuschauen. Ich denke, das ist das Wichtigste. Unabhängig davon, ob etwas auf Twitter, Facebook oder in einer österreichischen Tageszeitung steht, wir sollten überall den gleichen Maßstab ansetzen.

SYLVIA KNAPP

Ich denke, da haben Sie völlig recht. *I cannot agree more* und ich glaube, wir alle.
Ich darf Alexander Bogner um ein paar abschließende Worte bitten.

ALEXANDER BOGNER

Vielen Dank, Frau Knapp, ich spreche jetzt als Mitglied des Programmkomitees und möchte zunächst allen Teilnehmer/inne/n der Veranstaltung für das Interesse und die lebhafte Diskussion danken.
Ich finde, unsere Auseinandersetzung war sehr fruchtbar. Eine produktive Diskussion zeigt sich in der Wissenschaft immer daran, dass sich viele neue, interessante Fragen auftun. Davon lebt die Wissenschaft und davon können wir profitieren. Ein wichtiger Punkt, der am Ende unserer Diskussion aufgekommen ist, betrifft das Verhältnis von Wissenschaft, Öffentlichkeit und Demokratie. Ganz konkret: Wie lassen sich in schwierigen Wissensfragen oder in Krisensituationen partizipative oder direktdemokratische Impulse gewinnbringend in Prozesse der repräsentativen Demokratie einbauen? Diese Frage ist nicht neu, aber sie stellt sich im Kontext komplexer Problemlagen in verschärfter Weise. Die Pandemie hat deutlich gemacht, was die Wissenschaft zu leisten imstande ist; sie hat aber auch deutlich gemacht, dass Wissenschaft die Politik nicht ersetzen kann oder jedenfalls nicht ersetzen sollte und dass außerdem Öffentlichkeitsbeteiligung notwendig ist, um demokratische Abwägungsprozesse zu bereichern. Kann hier womöglich Österreich von der Schweiz lernen? Zu diesem Thema hatten wir an der ÖAW vor drei Jahren eine sehr interessante Tagung – die Broschüre[2], in der diese Veranstaltung dokumentiert ist, ist äußerst lesenswert.
Andere Frage: Wie kann man Falschinformationen begegnen? Wie können wir dem bekannten Problem der falschen Balance in den Medien begegnen? Wie können wir, ein Stichwort von Florian Krammer, effizient über die Sachlage aufklären?

2 Präsidium der ÖAW (Hg.), Oliver Jens Schmitt (Hg. des Bandes): Direkte Demokratie. Eine Zukunftslösung? – Sichtweisen der Schweiz und Österreich, Akademie im Dialog 13 (2019). Online unter: https://www.oeaw.ac.at/fileadmin/NEWS/2019/PDF/Forschung_und_Gesellschaft_13.pdf [letzter Aufruf 2.6.2022]

Wie sollten wir in der Öffentlichkeit auch über Nichtwissen, die Vorläufigkeit von Erkenntnissen oder die Unsicherheit von Wissen kommunizieren? Diese Basisfragen der Wissenschaftskommunikation werden wir in Zukunft noch grundlegender verhandeln müssen, weil sich die Gesellschaft – besonders in Krisenzeiten – dafür interessiert, was die Wissenschaft eigentlich tut, wie sie funktioniert und was sie kann. Und dann natürlich auch die Frage von Jörg Schmiedmayer, die absolute Masterfrage: Wie kommen wir in politikrelevanten, normativ geprägten und wissenschaftlich herausfordernden Fragen zu einem Konsens innerhalb der Wissenschaft und auch innerhalb der Gesellschaft? Wie lässt sich eine pluralistische, fragmentierte und teilweise polarisierte Gesellschaft stabilisieren, und welche Rolle kann die Wissenschaft dabei spielen? Im Moment, Stichwort Querdenker/innen und Impfgegner/innen, haben wir ja das Problem, dass die Wissenschaft zur Projektionsfläche politisch-ideologischer Konfliktlinien wird. Hochrangige Expert/inn/en werden in politische Schlammschlachten hineingezogen, die nicht nur in den sozialen Medien ausgetragen werden. Wie lässt sich wissenschaftliche Politikberatung betreiben, ohne dass die Wissenschaft zum politischen Akteur wird? All das sind Fragen, die wir heute nicht mehr diskutieren können. Aber sie werden uns ganz sicher noch eine Zeit lang begleiten und vielleicht auch zu der einen oder anderen ÖAW-Veranstaltung inspirieren. Ich freue mich auf weitere spannende Diskussionen dazu und bedanke mich für die anregenden Beiträge im Rahmen dieses Symposiums.